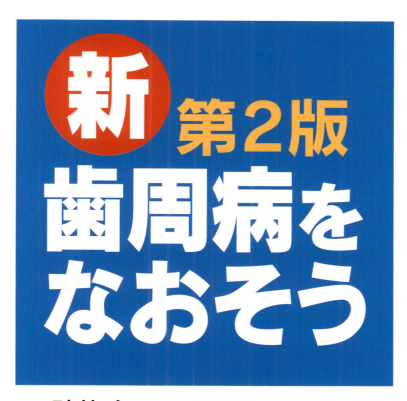

新 第2版
歯周病をなおそう

編著　鴨井 久一（日本歯科大学名誉教授）

著　　沼部 幸博（日本歯科大学生命歯学部歯周病学講座教授）

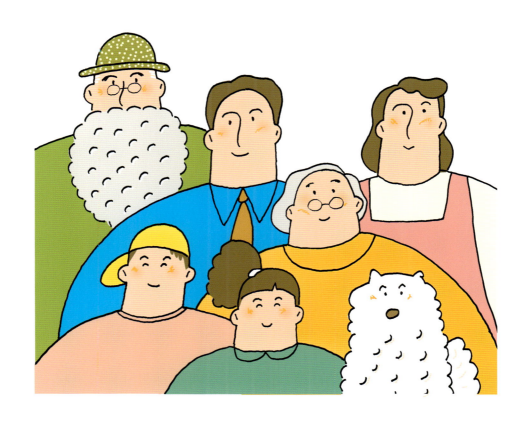

砂書房

改訂版　まえがき

―患者さんのための歯周病ガイドブックとして―

　日本歯科大学名誉教授，鴨井久一先生との共著の「歯周病をなおそう」，「新・歯周病をなおそう」を上梓して，すでに16年が経過しました．

　その間本書は，多くの歯科医師，歯科衛生士，歯科医療スタッフの方々，そして患者さん達，また思いがけず歯科関連の企業の方達からも多くの支持を頂くことが出来ました．これはひとえに鴨井先生の40年近くにわたる歯周病に対する取り組みを核として，私達著者の，この病気をなくしたい，予防したい，治したい，そして治して欲しいという，この本に込められた思いが広く伝わったことに他ならないと思います．

　また本書に対する支持は，初版製作過程から「是非このページはこうして欲しい」，と言う私達の無理難題を見事に紙面に盛り込み，美しいレイアウトに仕上げた，砂書房の故松平信輝氏の天才的な編集能力にも負うところが大きいことは確かです．この改訂版編集にもできれば関与して欲しかったのですが，残念ながらその願いは叶いませんでした．

　歯周病にかかっている人の数が成人の7割とも8割とも言われている現在，この本が多くの医療関係者の助けとなり，また「新・歯周病をなおそう」の前書きにもあるように，患者さんに「見て」「読んで」「実行」して頂く事を心より願っています．

2017（平成29）年1月

鴨井　久一

沼部　幸博

目次

まえがき ―患者さんのための歯周病ガイドブックとして―

歯周病をなおそう！ ……………………………………………………………1

歯周病ってどんな病気？

あなたはだいじょうぶ？　歯周病セルフチェック …………………………2
歯周病は歯がなくなっていく病気 …………………………………………4
そして歯周病は全身にも影響を及ぼす病気！ ……………………………6
歯周病は若い人もかかっている………………………………………………12
歯周病の原因はプラーク＋α…………………………………………………14
"歯周"とは歯を支える土台 …………………………………………………16
歯周病は歯の土台を破壊する ………………………………………………18
歯の土台が破壊されるメカニズム…………………………………………22
歯周病にかかりやすいのはどんな人？……………………………………24

歯周病を予防しよう！

歯周病を予防するには？ ……………………………………………………30
歯ブラシがいちばんのみかた ………………………………………………32
歯ブラシのサポーターたち …………………………………………………34
歯周病の予防は口臭の予防になる…………………………………………38

歯周病をなおそう！

歯周病は早期発見・早期治療でなおそう…………………………………40
治療の第一歩は口のなかの情報あつめ……………………………………42
そしてたいせつな歯周基本治療……………………………………………46
再検査してチェック …………………………………………………………48
なおりきらないときは歯周外科手術で……………………………………50
歯周病がなおった！ …………………………………………………………52
回復した健康をいつまでもたもとう！……………………………………54

健康な口のなかと歯周病をくらべてみよう………………………………58
インプラントにもプラークコントロールが重要 ………………………62

さくいん ………………………………………………………………………64

歯周病をなおそう！

歯周病は以前は「歯槽膿漏」とよばれていました．歯槽膿漏とは歯ぐきから膿の出る病気という意味ですが，その他にもさまざまな症状があることから，いまでは「歯周病」とよぶようになりました．

歯周病は感染症であり，そして生活習慣病です．つまり，あなたと歯科医師・歯科衛生士が協力してなおしていく病気です．そして，なによりもたいせつなのは，あなた自身が本気で歯周病をなおそうと強い意志を持つことです．そのために，まずこの本を読んで歯周病とその予防・治療について理解してください．そして，いっしょに歯周病とたたかってなおしましょう！

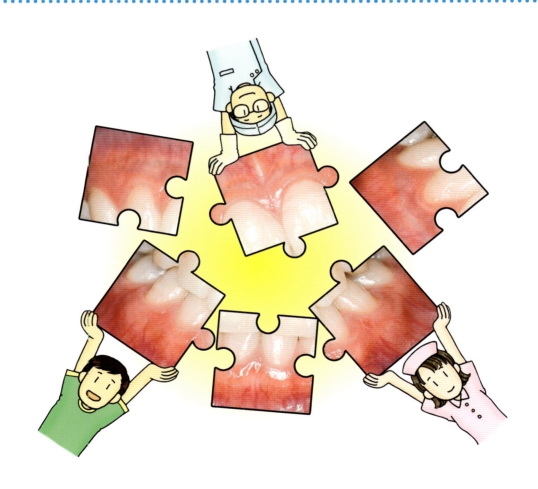

歯と口の健康は，豊かな人生をおくるために欠かせません．
あなたとわたしたち歯科医師・歯科衛生士が協力して，
"歯と口の健康" パズルを完成させましょう！

あなたはだいじょうぶ？
歯周病セルフチェック

●おもいあたる症状の点数を合計して，右下の表でセルフチェックしてみてください

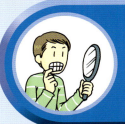

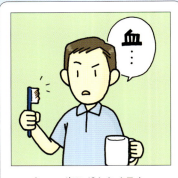
⚠ 歯ミガキをすると，歯ブラシに血がつく
イエス…8点

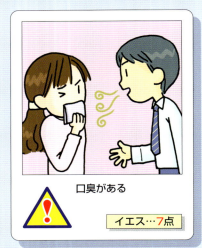
⚠ 口臭がある
イエス…7点

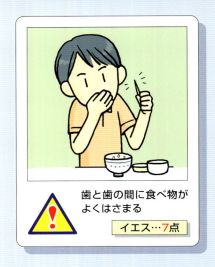
⚠ 歯と歯の間に食べ物がよくはさまる
イエス…7点

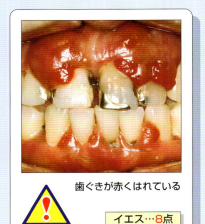
⚠ 歯ぐきが赤くはれている
イエス…8点

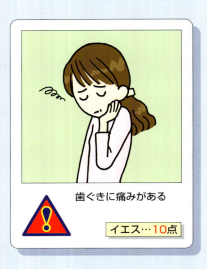
⚠ 歯ぐきに痛みがある
イエス…10点

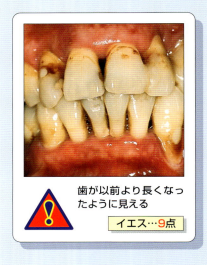
⚠ 歯が以前より長くなったように見える
イエス…9点

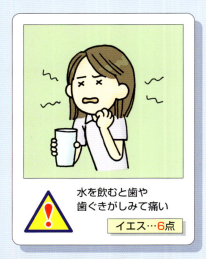
⚠ 水を飲むと歯や歯ぐきがしみて痛い
イエス…6点

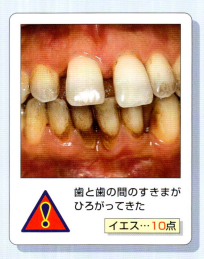
⚠ 歯と歯の間のすきまがひろがってきた
イエス…10点

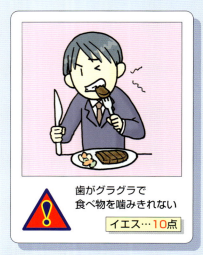
⚠ 歯がグラグラで食べ物を噛みきれない
イエス…10点

歯周病ってどんな病気？

歯をみがくと歯ブラシに血がついたり，リンゴなどをかじると歯ぐきから血が出たりしませんか．「あれ？」とおもっても痛くはないので，ついほおっておきがちです．実は，歯ぐきからの出血は歯周病のサインのひとつ．ここでは歯周病のいろいろなサインをセルフチェックできるようにまとめてみました．

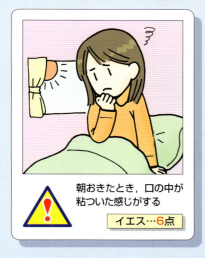
朝おきたとき，口の中が粘ついた感じがする
イエス…6点

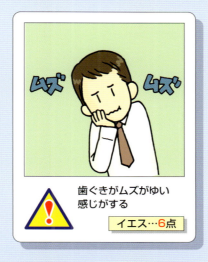
歯ぐきがムズがゆい感じがする
イエス…6点

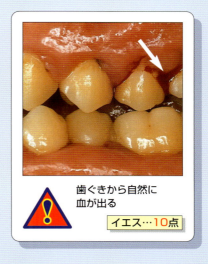
歯ぐきから自然に血が出る
イエス…10点

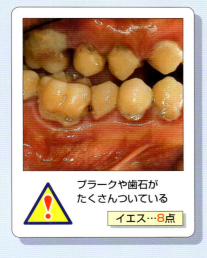
プラークや歯石がたくさんついている
イエス…8点

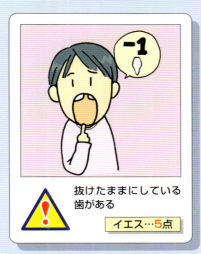
抜けたままにしている歯がある
イエス…5点

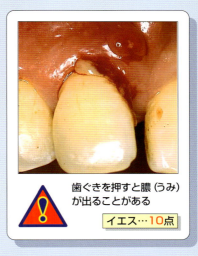
歯ぐきを押すと膿（うみ）が出ることがある
イエス…10点

歯周病セルフチェック表

おもいあたる症状の点数を合計して，下の表でセルフチェックしてみてください

0～5点	まずはひと安心．でも油断は禁物．毎日きちんと歯ミガキしてください
～20点	もしかすると？　もういちど鏡で口のなかをみてチェックしましょう
～40点	要注意．いちど歯科医院でチェックしてもらってみては？
40点以上	かなり症状が進んでいるようです．とにかくすぐ歯科医院へ

（この採点表は目安の一つとしてご利用ください．点数が低くても安心は禁物です）

歯周病は歯がなくなっていく病気
●歯周病をほおっておくと…

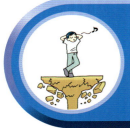

歯周病は知らないうちに進行していき，ほおっておくと歯ぐきから膿が出たり，痛んだり，歯がぐらぐらになったりして，最後には歯が自然に抜けてなくなってしまいます．

●健康な歯ぐき●
ピンク色でひきしまっている

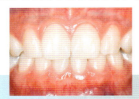

歯周病 →

歯周病は歯肉炎から歯周炎へ進行していきます．歯周炎は症状によって軽度歯周炎，中等度歯周炎，重度歯周炎に分けられます．（→18，21ページ）

●歯肉炎●
歯ぐきがはれてきた．血が出る

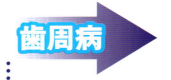

静止期

●軽度歯周炎●
歯ぐきがすいてきた

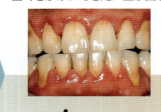

活動期

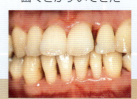

歯周病は静止期と活動期をくりかえして進行し悪くなっていく

身体の抵抗力が強いときは歯周病の進行は一時的に停止します（静止期）．一種の休火山状態で，なおったわけではありません．身体の抵抗力が弱まり歯周病菌の力が強くなってくると，休火山が噴火するように突然進行しはじめます（活動期または暴発期）

　歯周病は生活習慣病．知らないうちに進行し，症状が進むまでなかなか自覚しにくい病気です．ほおっておくと歯ぐきから膿が出たり，激しく痛んだり，歯がぐらぐらになったりして，最後には抜けてしまいます．
　そして，それだけでなく，歯周病がさまざまな全身の病気をひきおこしていることがわかってきました（→6〜11ページ）．
　歯周病をなおす決め手は，早期発見・早期治療．前ページの歯周病セルフチェックで歯周病のサインをみつけたら，すぐに歯科医院のドアをたたきましょう．

歯周病と8020

　歯周病は，大昔からわたしたちを苦しめてきました．紀元前3,000年頃の古代エジプト人のミイラにすでに歯周病が認められ，また紀元前の中国最古の医学書にも歯周病についての記載があります．しかし，紀元前3,000年頃のメソポタミアの古墳から楊枝類が発見されていることからもわかるように，同時に歯周病の予防や治療に対する取り組みもおこなわれてきたのです．

　その後，医学の父といわれるヒポクラテス（紀元前460～335年）が歯周病の原因や症状について記述したり，17世紀にはレーウェンフックがプラーク（歯垢）の中に微生物を発見したりしていますが，微生物の感染と病気の発症との関係がきちんとつきとめられ，予防と治療方法が体系化されたのは，意外にも1960年代になってからです．

　プラーク（歯垢）によってひきおこされるう蝕（むし歯）と歯周病は，わたしたちが歯を失う原因となる2大歯科疾患です．日本歯科医師会のすすめる8020（はちまるにいまる）運動は，「80歳で20本の歯を残そう」というお口の健康管理のための運動です．大人の歯，すなわち永久歯は親知らずを除くと全部で28本ですが，自分の歯が20本以上であれば，ほとんどの物を食べることができます．健康で質の高い生活を送るためには，私達は自分の歯をたいせつに管理しながら使い続ける必要があります．そのために歯周病を予防し，あるいはかかってしまった場合でも早期発見・早期治療を心がけることが，8020を達成する重要なキーポイントなのです．

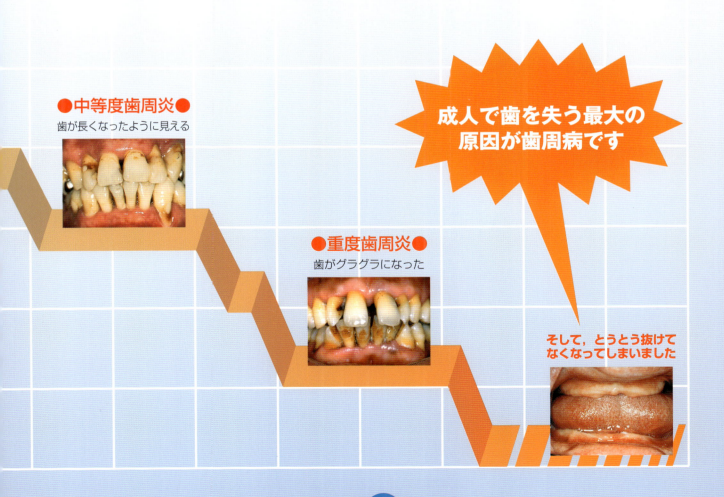

●中等度歯周炎●
歯が長くなったように見える

●重度歯周炎●
歯がグラグラになった

成人で歯を失う最大の原因が歯周病です

そして，とうとう抜けてなくなってしまいました

そして歯周病は全身にも影響を及ぼす病気！

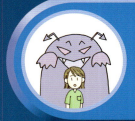

歯周病は口のなかの病気だけではなく，全身の病気もひきおこします！

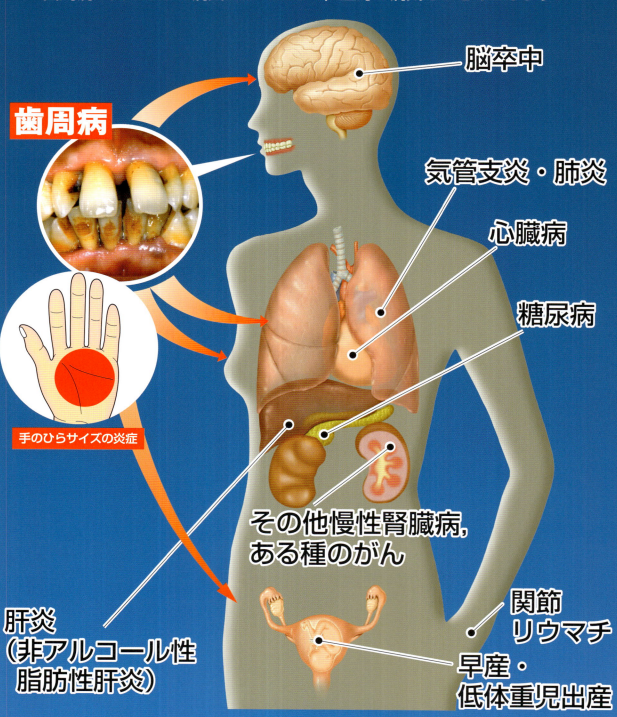

- 脳卒中
- 気管支炎・肺炎
- 心臓病
- 糖尿病
- その他慢性腎臓病，ある種のがん
- 関節リウマチ
- 早産・低体重児出産
- 肝炎（非アルコール性脂肪性肝炎）

手のひらサイズの炎症

一般的な慢性の歯周炎の患者さんは手のひらサイズの炎症をいつもかかえているようなものです．歯肉の毛細血管を伝って全身に悪玉微生物やケミカルメディエーターが広がります．

歯周病ってどんな病気？

口のなかの歯周病菌と歯周病の炎症で生まれた成分が体中にひろがって，全身の病気を誘発する！

私たちの口のなかには，健康な人の場合でも約300種類，数にして2億個ともいわれる微生物が住みついていて，周りの環境に応じて悪玉になったり善玉になったりしています．

歯ミガキをサボッて油断していると悪玉微生物が口のなかに増えていき，う蝕（むし歯）や歯周病をひきおこします．それらの悪玉微生物が，のどから気管支，そして肺にまで入り込んだり，歯ぐきの中の血管にもぐり込んで，血液とともに全身の臓器へ運ばれていったりすることがあります．

さらに，歯ぐきの炎症のある場所で作られた炎症物質（ケミカルメディエーター*）やCRPという同じく炎症で作られるタンパク質なども，同じように全身に散らばります．

そしてこれらが全身の病気を誘発し，最悪の場合は死に至ることも考えられるのです．

＊：ケミカルメディエーター
プロスタグランディン（PGE_2），ヒスタミン，プラスミン，補体，炎症性サイトカイン（IL-1・6・8，TNF-α）などがあげられます

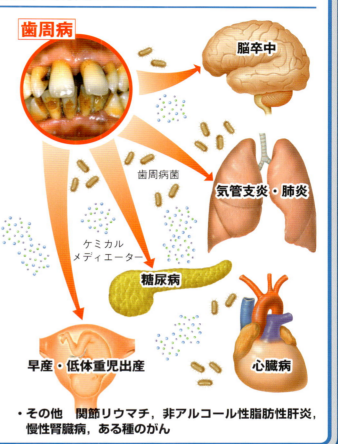

・その他　関節リウマチ，非アルコール性脂肪性肝炎，慢性腎臓病，ある種のがん

歯周病は死に至る病？？

"フロスか死か！（Floss or Die！）"．アメリカの歯科医師の間で流行語のようになっている言葉です．"歯ブラシやデンタルフロスをきちんと使い，お口のなかを健康に保って長生きしますか？　それとも，それをなまけて，病気にかかって早く死にますか？"という意味です．

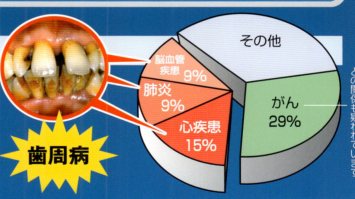

日本人の死亡総数に占める死亡原因の割合
(厚生労働省，平成27年)

「歯ミガキをなまけて歯周病になるのはわかるけど，まさか死にはしないでしょう？」とおもわれるかもしれませんが，実は，歯周病が，心臓病（心内膜炎，狭心症，心筋梗塞）や脳卒中，肺炎，関節リウマチ，肝炎，慢性腎臓病などの全身の病気の発症と関係あることがわかってきました．日本人の死亡原因の2位は心疾患，3位は肺炎，4位は脳血管疾患ですが，これらと歯周病は密接に関連しているのです．また最近，死亡原因1位のある種のがんとの関係も疑われるようになっています．

その他，歯周病は糖尿病のコントロールへ悪影響を及ぼしたり，早産や低体重児出産（きちんと生まれても体重が軽い子ども）の原因とも深い関係があることがわかってきています．

歯周病が気管支炎・肺炎をひきおこす！

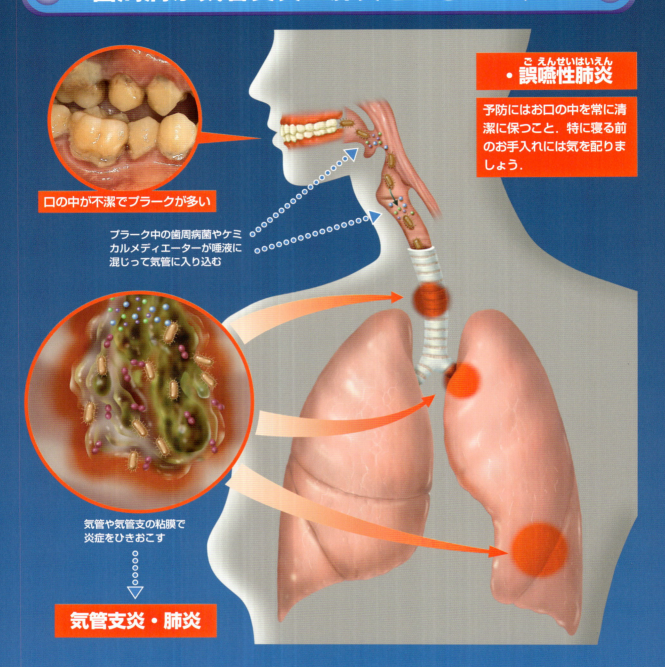

歯周病菌は，肺炎の原因菌といっしょに気管を通り，気管支から肺へと感染して炎症をひきおこします．最近，歯周病菌は呼吸器に炎症をひきおこす病原菌が気管支や肺に住みつくのを助ける役割をもっていることもわかってきました．また，歯周病によって生じたケミカルメディエーターも唾液に混じって気管支や肺に入り込み，肺炎を悪化させる働きをします．

　介護を必要とする人やお年寄りの直接の死亡原因で最も多いのは，じつは肺炎です．お年寄りで嚥下反射の機能が低下していると，微生物が混じっている唾液が誤って気管へ流れ込んでしまうことがあります．こうなったとき，健康な人ならば咳をすることによって唾液を体の外に出すことができますが，なかなかそうはいかないお年寄りもいます．こうして，微生物が気管支や肺に入り込んでしまい，誤嚥性肺炎（嚥下性肺炎）がおきてしまうのです．常に口の中をきれいにすることが肺炎予防の近道なのです．

歯周病ってどんな病気？

歯周病が糖尿病を悪化させる！

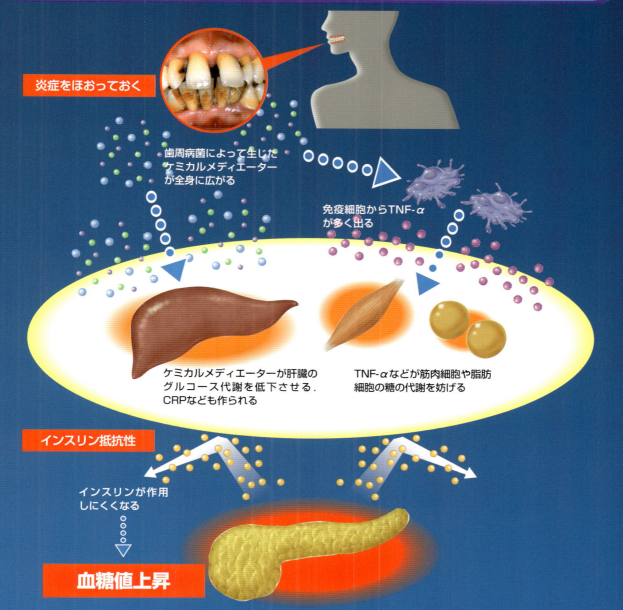

炎症をほおっておく

歯周病菌によって生じたケミカルメディエーターが全身に広がる

免疫細胞からTNF-αが多く出る

ケミカルメディエーターが肝臓のグルコース代謝を低下させる．CRPなども作られる

TNF-αなどが筋肉細胞や脂肪細胞の糖の代謝を妨げる

インスリン抵抗性

インスリンが作用しにくくなる

血糖値上昇

　歯周病が糖尿病そのものをひきおこすわけではありませんが，歯周病を治療せずにそのままほおっておくと，炎症によって生じるケミカルメディエーターの量が増え，筋肉細胞や脂肪細胞に作用して糖の代謝機能を妨げます（インスリン抵抗性）．さらに，肝臓の働きをにぶらせ，グルコース（ブドウ糖）の代謝を低下させます．こうして歯周病は，血液中の糖の濃度を下げるホルモンであるインスリンを作用しにくくさせ，糖尿病は悪化傾向をたどっていきます．

　しかし，歯周病をきちんと治療することによって糖尿病も改善されます（→右グラフ）．また，血糖値を改善させることは歯周病のある程度の改善にもつながります．

　糖尿病を持っていると歯周病にもなりやすいので歯周病↔糖尿病の関係が成り立っているのです．

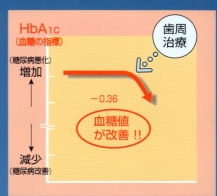

歯周病を治療すると糖尿病が改善する！
（Engebretsonらはメタアナリシスをもとに作図）

歯周病が心臓病や脳卒中をひきおこす！

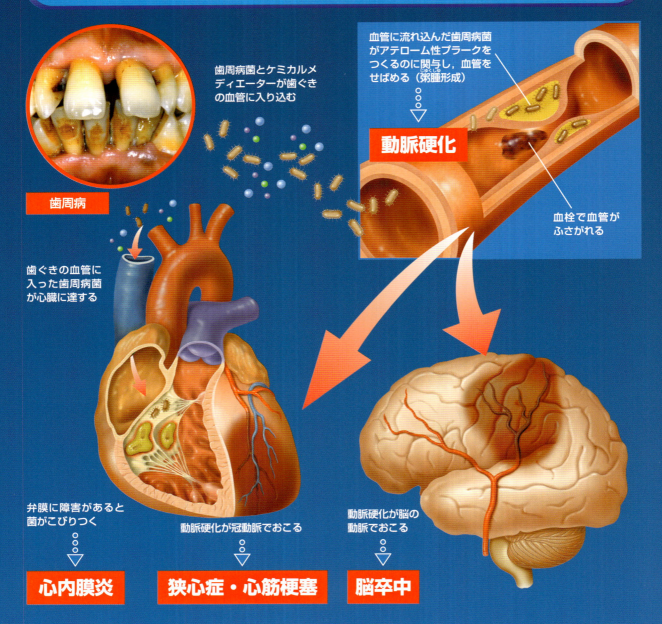

　歯ぐきの血管にもぐり込んだ歯周病菌は血液とともに心臓にまで到達します．心臓の弁に障害がある場合，弁や内膜に歯周病菌がこびりついて繁殖し，心内膜炎をおこすことがあります．

　また，血液中に流れ込んだ歯周病菌が心臓の周りにある血管の壁（冠動脈の内皮）にとりつくと，そこでアテローム性プラークという粥状の堆積物をつくるのに手を貸して血管をせばめる働きをします．このアテローム動脈硬化症の状態になると，やがて血管が詰まり血液の流れが滞ってしまいます．冠動脈がこの症状になると心臓の筋肉に酸素や栄養が行きわたらなくなり，運動能力が減退したり停止して心臓の筋肉が死んでしまい，狭心症や心筋梗塞をひきおこすのです．

　歯周病菌も関係するアテローム性プラークで血管がせばまってしまうシステムは，何も心臓の冠動脈に限った話ではありません．体中を流れるすべての血管にいえることです．たとえば脳に動脈硬化が生じると，脳梗塞がひきおこされて脳卒中などの原因になることが考えられます．また，硬化した大きな動脈が破裂すると，多くの場合死に結びついてしまうのです．

歯周病ってどんな病気？

●歯周病が早産や低体重児出産をひきおこす！●

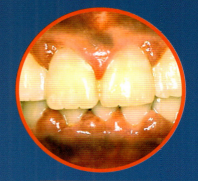

歯肉に炎症がある

プラーク中の歯周病菌やケミカルメディエーター（PGE2，TNF-α）が血管に入り込む

炎症によって血液中に増えたケミカルメディエーター（PGE2）が子宮の収縮を早める

歯周病菌が羊水内に入り込み，胎児の成長に影響をおよぼす？

早産・低体重児出産

　早産や低体重児出産などの問題をひきおこす要因として，これまで喫煙や飲酒などが知られていましたが，昨今では歯周病がにわかにクローズアップされてきました．歯周病の炎症によって生じるプロスタグランディン（PGE2）などのケミカルメディエーターが血液中に増えることによりお産が早まり，早産につながると考えられています．また，血液中に入った歯周病菌が胎児の成長に影響し，予定通りに生まれても小さめの赤ちゃんになるとする報告もあります．

　これを読まれて，「歯周病ってなんて恐い病気なんだろう，いつ歯周病にかかってしまうのか，不安でたまらない」，「私はすでに歯周病にかかっているから，心臓病や脳卒中になってしまうのか？」などと深刻に考え込んでしまわれた方もいらっしゃると思います．
　でも，ご安心ください！　歯周病は予防がきちんとできる病気です．このあとで説明するように，歯ミガキをはじめとするプラークコントロールがきちんとできていて，そして日々の生活習慣に気を配っていれば，また歯周病にかかってしまっている方でも早く決断して歯科医師に相談し治療を受ければ，"命をねらう歯周病"とは無縁の一生を過ごすことができるでしょう．

歯周病と全身の病気の関係についてもっと詳しく知りたい方は，
『新・命をねらう歯周病─歯周病が全身疾患を引き起こす！』をお読みください．
　著：鴨井久一・沼部幸博　砂書房刊，定価1,500円（税別）

11

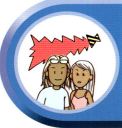

歯周病は若い人もかかっている
● まだ若いからと油断していてはダメ！

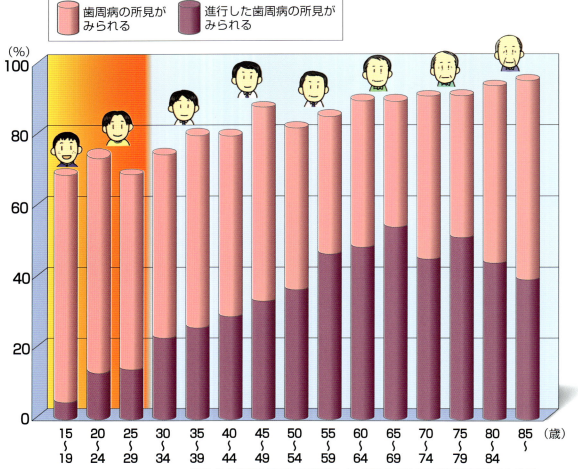

〔厚生労働省医政局歯科保健課編：平成23年歯科疾患実態調査報告より作図：CPI個人最大コードの分布（年齢階級別，コードXを除外）〕

 **日本の15〜19歳の若者の約65％が歯周病！
20，30歳代で約70％，45歳以降では80％以上！**

「歯周病は中年の人がかかる病気！ まだ若いから関係ない！」とおもっていませんか．上のグラフをみてください．なんと15〜19歳の若者の約65％，20〜24歳では約75％に歯周病の症状がみられます．45歳以上になると80％以上の人が歯周病になっています．歯周病をほおっておくとどうなるかは4，5ページでみたとおり．油断は禁物です．歯周病はかかりはじめのうちに，早くなおしましょう．

また，歯周病には10歳未満から始まるタイプや，10〜30歳ぐらいまでに発症して急激に症状が進行するという悪質なタイプがあります．なかでも侵襲性歯周炎（若年性歯周炎，急速進行性歯周炎）は若いころに発症するものです（→13ページ）．これらの悪質タイプの歯周炎は早く治療をしておかないと手遅れとなり，多くの歯を抜かなくてはならないことになります．この本を読んでいる若い方で，もし歯周病のサインに気づいたら（→2，3ページ），一刻も早く歯科医院でみてもらいましょう．

歯周病ってどんな病気？

若い人がかかる悪質な歯周病 — 侵襲性歯周炎
（若年性歯周炎，急速進行性歯周炎）

かっこ内は以前の呼び方です

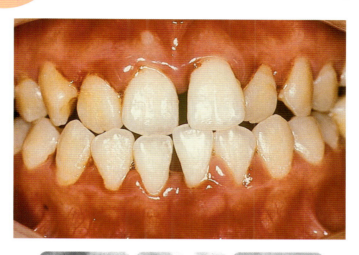

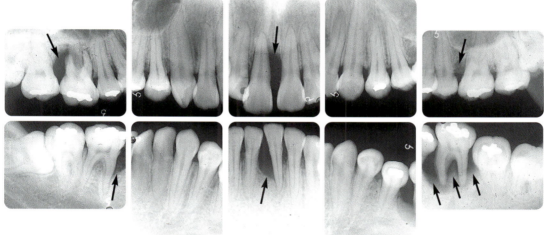

　この患者さんは17歳の女性で，侵襲性歯周炎と診断されました．
　歯ぐきが一部はれ，前歯や奥歯がグラグラになって動いています（→44ページ）．エックス線写真をみると，前歯（中切歯）と奥歯（第一大臼歯）のまわりを支える骨（歯槽骨）が著しく破壊されているのがわかります（矢印の部分．→45ページ）．
　歯が自然に抜けてしまうのも時間の問題です．

● 侵襲性歯周炎の特徴は ●

- ◆ 10〜30歳ぐらいまでの比較的若い人がかかる
- ◆ 罹患率は1,000人に数人ぐらい
- ◆ 症状の進み方が急激で，歯が動いたりグラグラしたりする
- ◆ 多くの歯にも症状がでることがある
- ◆ プラークや歯石があまりついていなくても症状がでる

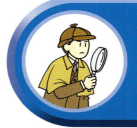

歯周病の原因はプラーク＋α

歯周病の直接の原因は**プラーク**．でもそれだけではありません．歯周病の発症・進行には，毎日の生活（習慣）にひそむいろいろな**リスクファクター（危険因子）**がかかわっているのです．

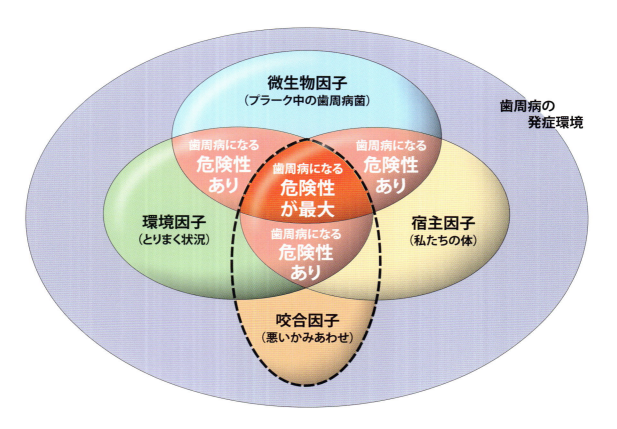

歯周病をひきおこす4つのリスクファクター（危険因子）

微生物因子（歯周病菌）	環境因子	宿主因子	咬合因子
プラークの中の歯周病の原因となる微生物(細菌)の存在	・喫煙 ・口の中の清掃不良 ・ポケットの深さ ・プラークの付着量 ・ストレス ・教育の達成率 ・食生活 など	・年齢 ・人種 ・歯数 ・糖尿病 ・歯肉滲出液中の物質 ・白血球機能 ・遺伝 など	・悪いかみあわせ

歯周病ってどんな病気？

これがプラーク（歯垢）

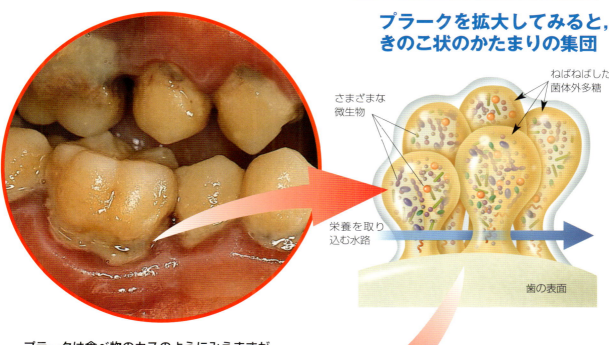

プラークを拡大してみると，きのこ状のかたまりの集団

プラークは食べ物のカスのようにみえますが，実際は歯周病菌やむし歯菌をはじめとする微生物のかたまりです．プラーク1mgに1億個以上の微生物がいるといわれています

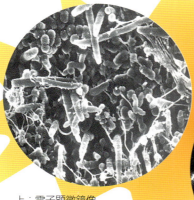

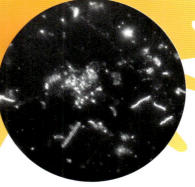

プラークを顕微鏡で見てみると，いろいろな微生物でいっぱい

上：電子顕微鏡像
右：暗視野顕微鏡像
18，19ページの位相差顕微鏡像も参照してください

　歯周病もむし歯も，直接の原因は**プラーク**（歯垢）．最近は**バイオフィルム**（→37ページ）とよばれるこのプラークは食べ物のカスのようにおもわれがちですが，そうではなくて歯周病菌やむし歯菌をはじめとするさまざまな微生物のかたまりです．歯周病はそのプラークのなかの歯周病菌がひきおこす病気なのです．

　そしてさらに，歯周病の発病・進行にはいろいろなリスクファクター（危険因子）がからんでいます．リスクファクターの多くは生活習慣のなかにひそんでいるので，毎日の生活習慣の積み重ねによって歯周病にかかりやすくなってしまうのです（→24，25ページ）．

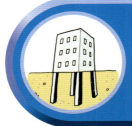

"歯周"とは歯を支える土台
● 歯を支える土台（歯周組織）はこうなっている

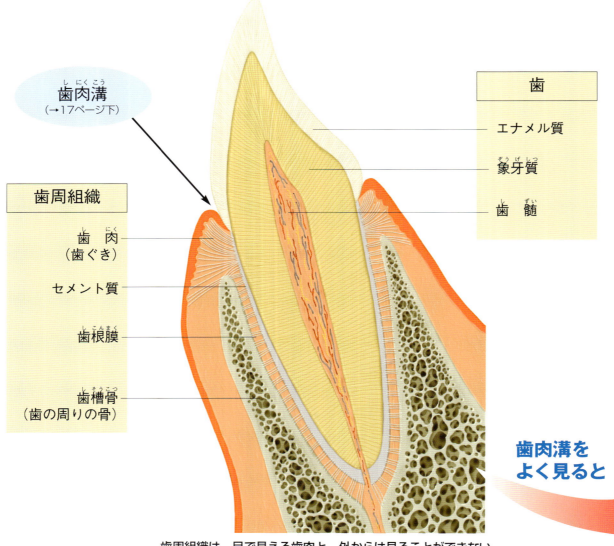

歯周組織は，目で見える歯肉と，外からは見ることができない歯根膜，セメント質，歯槽骨からなっています．歯の根の表面をおおっているセメント質と歯槽骨をつないでいるのが歯根膜で，歯を歯槽骨の穴のなかにつり下げる役目をしています

　歯を支えている土台―歯周組織は，歯肉，歯根膜，セメント質，歯槽骨の4つからなります．歯周病は，この歯周組織が破壊されて歯が支えられなくなる病気です．歯と歯周組織の断面図をよく見ると，歯と歯肉のさかい目に浅いミゾ（歯肉溝）があります．みるからにプラークがたまりそうですね．歯周病はここからはじまるのです．

歯周病ってどんな病気？

健康な歯肉（歯ぐき）の色や形を知っておこう

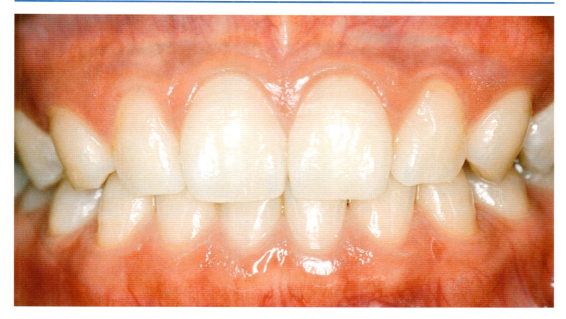

健康な歯肉は，
1．色はピンク
2．キュッとひきしまっている
3．歯と歯の間はとがった三角形
4．スティップリングというみかんの皮のような小さい穴がたくさんあいていることがある

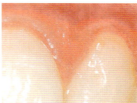 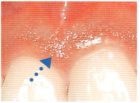

歯と歯の間はとがった三角形　　これがスティップリング

歯肉溝があぶない

われらは
プラーク細菌！

歯肉溝

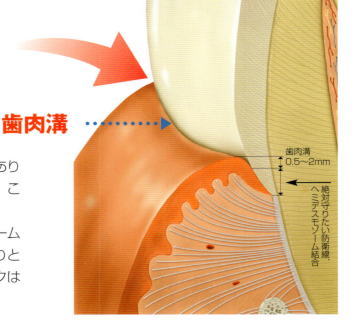

歯肉溝 0.5～2mm

絶対守りたい防衛線，ヘミデスモゾーム結合

　歯と歯肉の間には歯肉溝とよばれるミゾがあります．深さは健康な歯肉で0.5～2mmです．このミゾをプラークがねらっているのです．
　歯肉溝の底から下の歯肉は，ヘミデスモゾーム結合という特別な仕組みで歯の表面にぴったりとくっついています．歯肉溝にたまったプラークはこれをこわそうとします．

17

歯周病は歯の土台を破壊する
● 歯周病の進行プロセスを理解するカギは"ポケット"

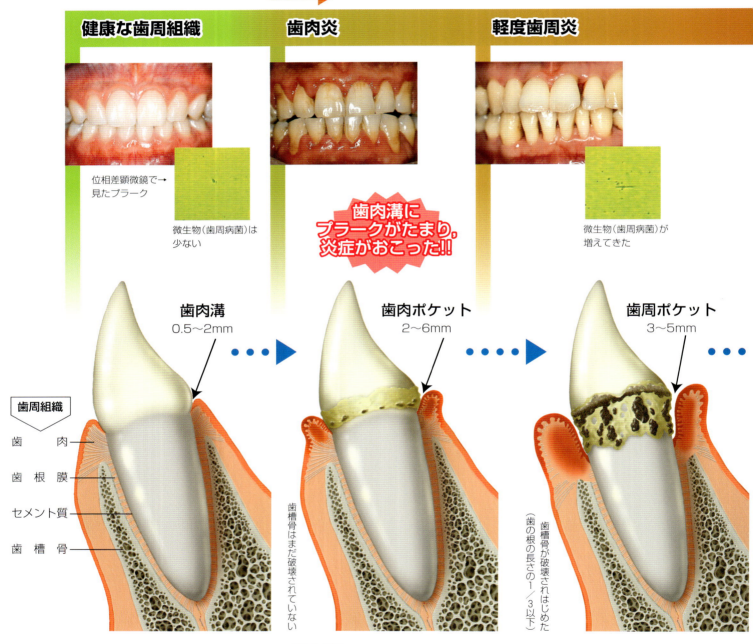

歯周病ってどんな病気？

歯と歯肉の間のミゾ（歯肉溝）にプラークがたまり歯肉に炎症がおこる……これが歯周病のはじまりです．歯肉が炎症ではれ上がるとミゾが深くなり，ポケットができます．そしてポケット内のプラークで歯周病菌がいっそう繁殖し，歯石もできて，歯周病は勢力を増していきます．さらにこのポケットを拠点として炎症がひろがり，歯を支える土台を破壊してしまうのです．

歯周病は症状によって次のように大きく分けられます
- 歯肉炎
- 歯周炎
  - 軽度慢性歯周炎
  - 中等度慢性歯周炎
  - 重度慢性歯周炎

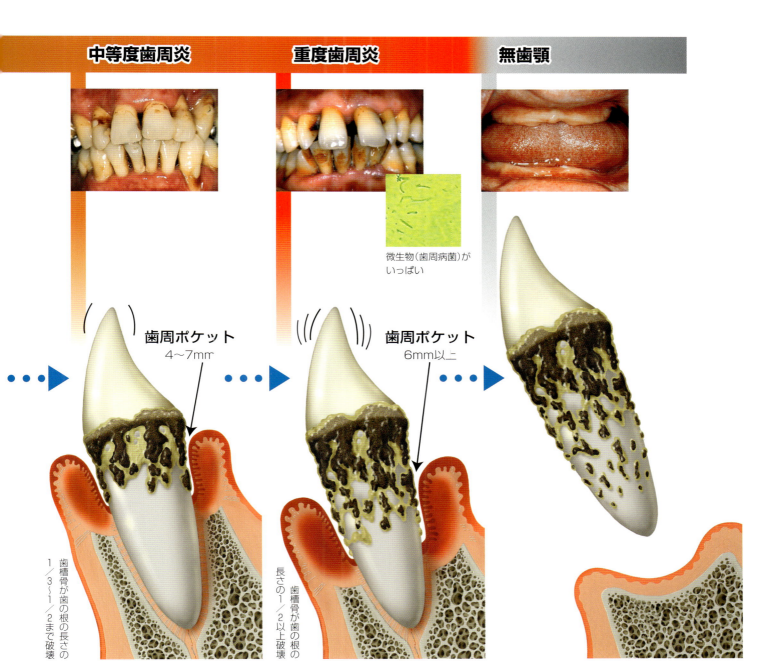

中等度歯周炎 / **重度歯周炎** / **無歯顎**

歯周ポケット 4〜7mm

歯周ポケット 6mm以上

微生物（歯周病菌）がいっぱい

歯槽骨が歯の根の長さの1/3〜1/2まで破壊

歯槽骨が歯の根の長さの1/2以上破壊

中等度歯周炎
炎症がさらに拡大して歯槽骨も歯の根の長さの半分近くまで破壊され，歯がぐらつきはじめました．歯周ポケットもさらに深くなっています

重度歯周炎
歯槽骨が歯の根の長さの半分以上破壊され，歯はグラグラです

歯の脱落
最後には歯が抜けてしまいます

奥歯の歯周病

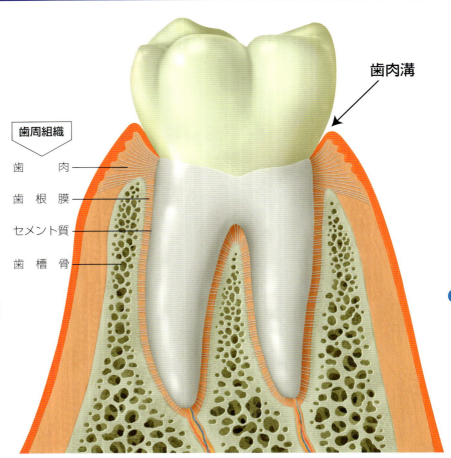

健康な奥歯の歯周組織

前歯（中切歯，側切歯，犬歯）では歯の根は1本だけですが，奥歯になると上あごでは根が2本（第一小臼歯）または3本（第一，第二大臼歯），下あごでは根は2本（第一，第二大臼歯）になります．奥歯は噛む面が広いために，根の本数を増やしてしっかりと噛む力を受け止める必要があるのです．

プラークがたまりやすいところ

- すき間のある歯と歯の間
- 奥歯のいちばんうしろ側
- 歯ならびの悪いところ
- 隣りの歯が抜けてしまっているところ

などが，プラークのたまりやすい場所です．

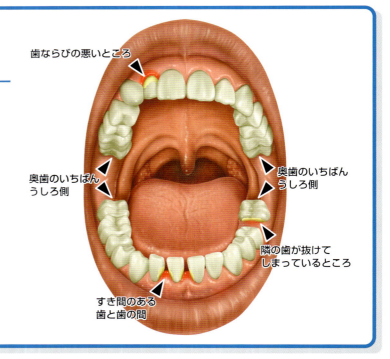

歯周病ってどんな病気？

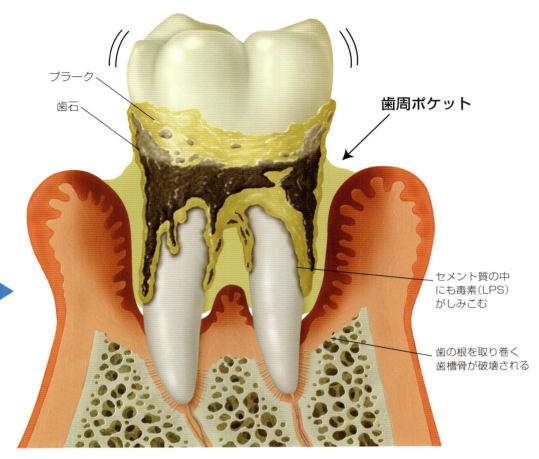

奥歯の重度歯周炎
歯の根が1本の前歯と同様に，歯槽骨が半分以上破壊され，歯はグラグラです．2本ある歯の根の間の歯肉もわれ，歯槽骨も破壊されています

歯石（しせき）って何？

プラークが歯周病菌などの微生物をかかえたまま石灰化して固まったものが歯石です．

表面がザラザラしているので歯肉を刺激するうえ，プラークがさらにたまりやすくなります．

歯石は歯ブラシでは取れません．歯石ができたら歯科医院で取ってもらいましょう．

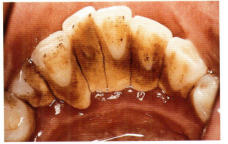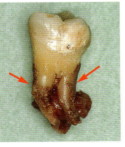

写真左：下の前歯の裏側は歯石がたまりやすいところです．日ごろの歯ミガキがいいかげんだと，こんなにたまってしまうこともあります
写真右：奥歯の根に付いた歯石です．歯肉でかくれたところに付く歯石はこのように色が黒褐色をしています

歯の土台が破壊されるメカニズム

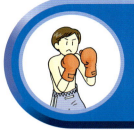

歯周組織は歯周病菌と身体の免疫細胞との合戦場になり，その結果，破壊されてしまいます．

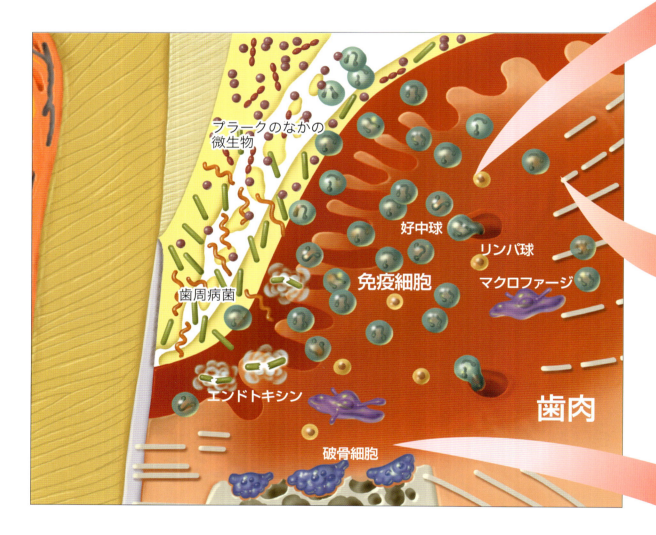

　わたしたちの口の中には歯周病菌をはじめ非常に多くの微生物が住んでいます．それらが歯周組織に侵入してこないのは，身体の免疫力がそれを防いでいるからです．しかし，プラークがたくさんたまって歯周病菌の力が強くなると，それらは歯周組織内に侵入しようとします．すると身体のほうも防衛軍（免疫細胞）を出して応戦します．その結果その合戦場となった歯周組織は，たたかいのために荒らされ，大切な組織が破壊されてしまうのです．18〜21ページで歯肉が炎症によって赤くはれたり歯槽骨が破壊されたりする様子をみてきましたが，それはこのたたかいの結果おこるのです．

歯周病ってどんな病気？

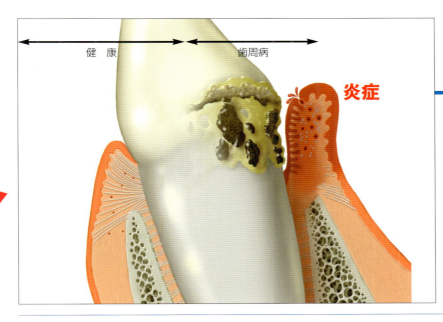

歯周病で歯肉が赤くはれるメカニズム

歯周病菌が優勢になると，血管が拡張，充血するために歯肉が赤くはれ，出血しやすくなります．これが炎症です．炎症によって，プロスタグランディンや炎症性サイトカインなどのケミカルメディエーター（→7ページ）が作られます

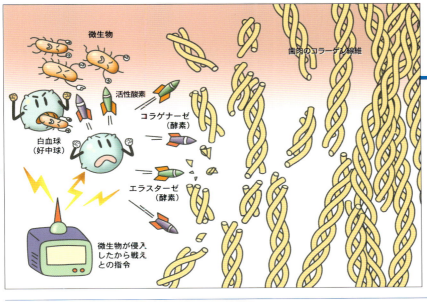

歯周病で歯肉が破壊されるメカニズム

歯周病菌が侵入すると，まず白血球（好中球）が指令を受けてたたかいますが，酵素や活性酸素などのミサイルをうちまくるので，戦場となっている自分の身体である歯肉の線維も破壊されてしまいます

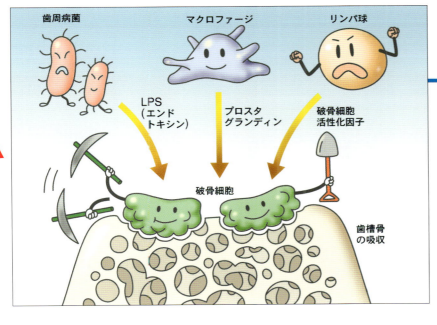

歯周病で歯槽骨が破壊されるメカニズム

歯周病菌をたおすのは容易ではなく，長いたたかいが続きます．リンパ球やマクロファージなどの免疫細胞は，危険な合戦場から骨を遠ざけ，守るため破骨細胞を活性化させ歯槽骨を吸収，破壊します．また，歯周病菌が出す内毒素（エンドトキシン）も歯槽骨の吸収，破壊をひきおこします

歯周病にかかりやすいのはどんな人？

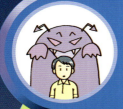

●歯周病のリスクファクターは日常生活にひそんでいる

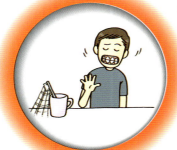

口のなかのことに関心がうすいと，口のなかの清掃がおろそかになる

やわらかいもの，甘いものばかり食べていると，プラークができやすく，また栄養もかたよる

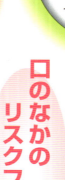

口のなかのリスクファクター

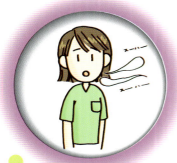

口で呼吸するくせがあると，歯肉が乾燥しやすくなり炎症が強まる

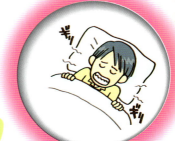

歯ぎしりは，歯周組織に負担をかけ歯周病を悪化させる

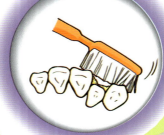

歯ならびが悪いと，プラークがたまりやすくなる

その他に
◆ 指しゃぶりなどの口腔習癖
◆ 食片圧入
　（食べ物が歯の間につまる）
◆ 外傷性咬合（悪いかみあわせ）
などもリスクファクターです

　歯周病は**生活習慣病**（→31ページ）．わたしたちの日常生活には，歯周病にかかりやすくなるいろいろなリスクファクター（危険因子）がひそんでいます．例えば食生活．甘くてやわらかいものばかり食べているとプラークができやすくなり，偏食をすると栄養の摂取が不十分になり身体の抵抗力が低下します．なかでも最大のリスクファクターが喫煙．喫煙はご存じのように肺ガンや心臓病をはじめさまざまな病気のリスクファクターですが，歯周病のリスクファクターでもあるのです（→26, 27ページ）．この機会にぜひ「禁煙」をおすすめします．
　あなたも自分の日常生活を見直してみませんか．

歯周病ってどんな病気？

タバコを吸っている人は
- 歯周病になりやすい
- 歯周病の進み方がはやい
- 治療してもなおりにくい
- 歯が黒くなる
- 歯肉の色が悪くなる
- 自覚症状がでにくい
- よごれが付きやすい
- 口臭がある

タバコは，歯周病最大のリスクファクター（→26，27ページ）

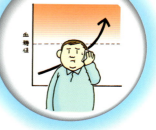

糖尿病は，身体の抵抗力を低下させ，歯周病を悪化させる（→28ページ）

女性の思春期，妊娠，更年期は，女性ホルモンの影響で歯肉炎が悪くなりやすい（→29ページ）

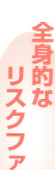

全身的なリスクファクター

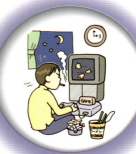

不摂生な生活は，生活習慣病の温床

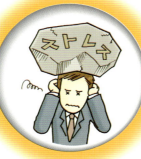

ストレスが多いと，歯ぎしりをするようになったり身体の抵抗力が低下したりして歯周病が悪くなる

その他に
- 骨粗鬆症
- 加齢
- 薬の副作用
  （抗てんかん薬，高血圧の薬，自己免疫疾患の薬）
- 皮膚科的な疾患
  （金属アレルギー等）

などもリスクファクターです

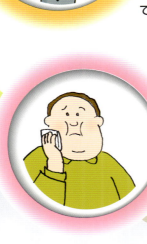

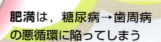

肥満は，糖尿病→歯周病の悪循環に陥ってしまう

25

喫煙は歯周病の最大のリスクファクター

タバコを吸うと歯が抜ける？

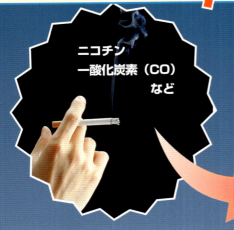

ニコチン
一酸化炭素（CO）
など

タバコは，歯周病にかかる危険性を高めます
タバコは，歯周病を悪化させます
タバコは，歯周病を気づきにくくします
タバコは，歯周病をなおりにくくします

タバコを吸うと，歯周病で歯を失うことになります

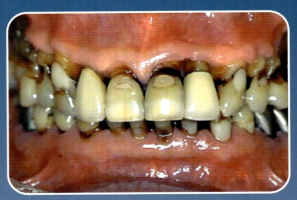
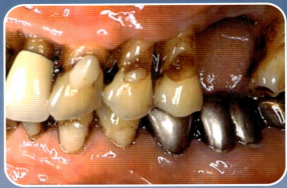

タバコを吸っている人の歯周病

「タバコを吸うと歯が抜ける？」．本当です．

喫煙は歯周病にかかる危険性を高めるとともに，すでに歯周病にかかっている人ではその症状を悪化させます．原因は，歯肉や粘膜，肺などから吸収されるニコチン，それが体内で変化したコチニン，そして一酸化炭素（CO）などの有害物質です．それらが歯周病菌とたたかう免疫力の正常な機能を奪ったり，傷口をすみやかになおそうとする細胞の働きに"待った"をかけるのです．

喫煙による歯周病悪化の傾向は，1日に吸うタバコの本数や，これまで何年間喫煙していたかに比例します．若い頃から長い間タバコを吸っているヘビースモーカーの方は要注意です．

しかし意外なことに，喫煙者では歯肉の発赤や腫れなどの炎症の症状が，ニコチンなどの血管を縮める作用によってあまり強く現れてこないので，悪くなっていることに気づきにくい特徴があります．治療が手遅れになり歯を失うこともあるかもしれません．

さらにタバコを吸っている人は，歯科の治療を受けても歯肉や粘膜の傷のなおり方が悪く，歯科医師が期待したようになおってくれません．喫煙者の方は，治療が長引いたり，再治療を受けなければならなくなったりと，歯医者さんに通う回数や期間が増えてしまうことになります．

このように，喫煙によって口の中でさまざまな悪い出来事の連鎖が生じ，歯周病を増悪させて歯が抜けていくことになります．私たちが健康な状態で長生きし，できるだけ多くの歯を維持して質の高い生活を送るためには，断然，「**禁煙**」が必要なのです．

歯周病ってどんな病気？

タバコが口のなかに及ぼすさまざまな害

　タバコと関係がある口のなかの病気の代表例は，歯周病，そして歯肉，舌，頬粘膜のがんですが，その他にも喫煙はさまざまな影響を口のなかに及ぼします．

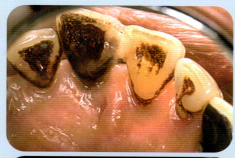

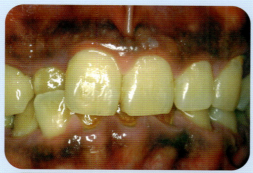

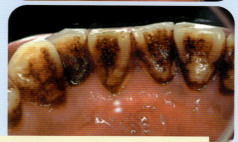

喫煙は歯に色素沈着を促します．一昔前の"歯の裏真っ黒"というフレーズは，まさにこのことで，いわゆる"ヤニ"とよばれる煙の中の成分のタールなどが歯面に沈着するためです．これは歯ブラシなどではきれいにすることができず，歯の表面をざらざらにし，プラークをたまりやすくします

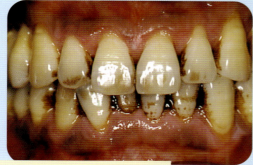

タバコを吸っていると，スモーカーズメラノーシスといわれる歯肉の色の黒ずみが出てきます．美容の大敵です

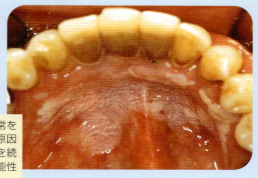

白板症は口の中の粘膜などが角化異常をおこして白くなる病気で，タバコが原因のひとつと考えられています．喫煙を続けると，白板症ががんに変化する可能性が高まりますので要注意です

● タバコと歯周病が関係するバージャー病って？ ●

　バージャー病とは，手足の末梢血管に閉塞と炎症をきたす疾患で，皮膚に痛みや潰瘍をおこし，ひどい場合には壊死します．バージャー病の発症や増悪にはタバコが強く関係しているという考えから，「タバコ病」とよばれることもあります．また，バージャー病の人のほとんどは進行した歯周病にかかっていることから，歯周病もタバコとともにバージャー病にかかりやすい状態を作ると考えられるようになりました．
　左のページでお話ししたように，タバコは歯周病の最大のリスクファクターです．歯周病を悪化させないためにも，バージャー病にかからないためにも，やはり「禁煙」が必要なのです．

糖尿病は歯周病を悪化させる

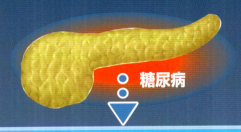

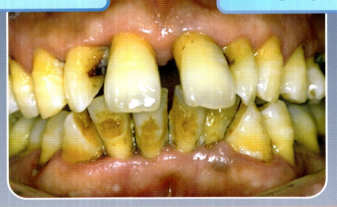

糖尿病で歯周組織が破壊され，歯周病が悪化

　9ページで歯周病をほおっておくと糖尿病を悪化させるというお話しをしましたが，逆に糖尿病が歯周病を悪化させることも知られています．糖尿病の合併症として，網膜症・腎障害・神経障害・末梢血管障害・大血管障害の5つに続き，最近では，歯周病が第6番目の合併症であると考えられるようになってきました．つまり，糖尿病の患者さんは歯周病にかかりやすく，またそれが悪くなりやすい傾向にあるということです．

　その理由のひとつとして，高血糖があげられます．血液中に糖分が多いとケミカルメディエーター（→7ページ）を過剰に産生してしまい，過剰なケミカルメディエーターは歯周組織を破壊し，機能を弱らせ，その結果，歯周病菌に対する歯周組織の抵抗力を低下させてしまいます．また，高血糖は歯肉の弾力性を保つコラーゲン線維の成分を減らすこともわかっています（コラゲナーゼを活性化させ，コラーゲンの分解を促進させるため）．こうして，糖尿病の患者さんは歯周病にかかりやすくなり，すでに歯周病にかかっている人は状態が悪化しやすくなるのです．

歯周病ってどんな病気？

女性ホルモンの影響で歯周病が悪くなりやすい

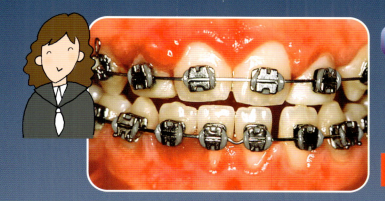

第二次性徴期
女性ホルモンの不調和による歯肉の腫れの増大

→ **思春期性歯肉炎**

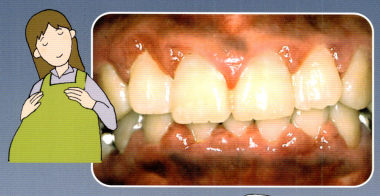

妊娠
女性ホルモンの分泌過剰による歯肉の腫れの増大

→ **妊娠性歯肉炎**

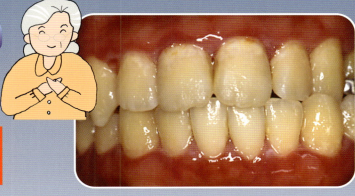

更年期以降
女性ホルモンの分泌抑制による歯肉の角化異常と骨粗鬆症

→ **慢性剥離性歯肉炎（右写真）** / **歯槽骨の吸収進行**

　男性は男性らしく女性は女性らしくなるのは性ホルモンの働きによりますが，一生ずっと一定の量が分泌されるのではなく，思春期の第二次性徴期では性ホルモンの分泌が過剰になり，また妊娠時や更年期にもホルモンの量が変化します．性ホルモンの分泌バランスが崩れると，歯肉の状態にも影響してくるのです．

　たとえば，思春期の人の口のなかに歯肉炎があると，ホルモンの働きとあいまって炎症や腫れがひどくなったりします（思春期性歯肉炎）．これと同じことは妊娠時にも見られ，妊娠2か月から8か月の間は歯肉の腫れがひどくなってきます（妊娠性歯肉炎）．場合によっては歯がかくれるぐらい腫れが大きくなり，妊娠腫（妊娠性エプーリス）という状態になります．また，女性は更年期になると女性ホルモンのエストロゲンが減少するため骨粗鬆症が生じやすくなり，歯の周りの歯槽骨の吸収が急激に進むこともあります．また，この時期には慢性剥離性歯肉炎とよばれる歯肉の皮がむけやすくなり辛いもの塩気のものを食べると激痛の生じる症状がでる場合があります．

歯周病を予防するには？
● プラークコントロールと生活習慣の改善で歯と口の健康を守ろう

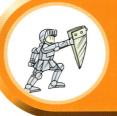
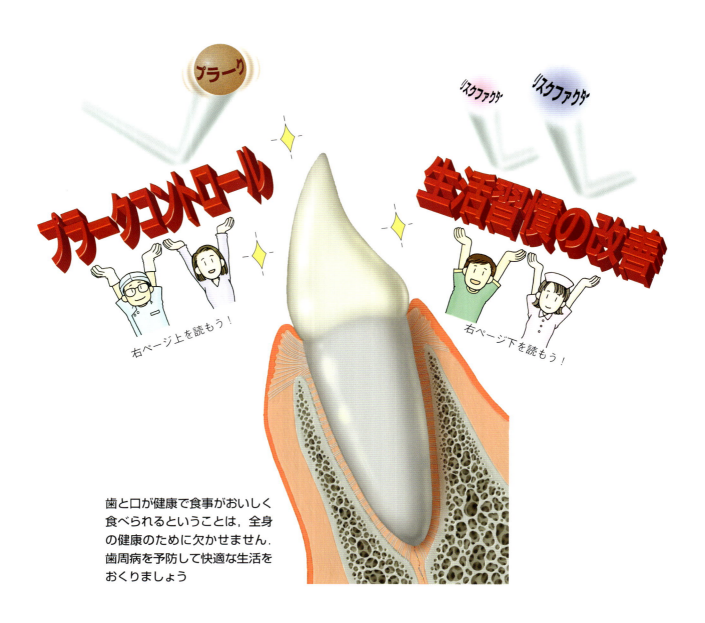

歯と口が健康で食事がおいしく食べられるということは，全身の健康のために欠かせません．歯周病を予防して快適な生活をおくりましょう

　病気を予防するには，その病気の原因を知ることがたいせつです．では歯周病の原因は？　もうおわかりですね．歯周病の原因はプラーク．だから歯周病の予防は，まずプラークを確実に取り除くこと．それがプラークコントロールです．プラークコントロールの基本は毎日の歯ミガキです．あなたに合った歯ミガキのしかたを身につけましょう（→32〜36ページ）．また，歯周病には生活習慣にひそむいろいろなリスクファクターが関係しています．生活習慣を改善してリスクファクターを取り除き（小さくし），身体の抵抗力を高めることも歯周病の予防にとって重要なのです．

歯周病を予防しよう！

歯周病の予防は，まずプラークコントロール

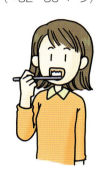
◆毎日の正しい歯ミガキ
（→32〜36ページ）

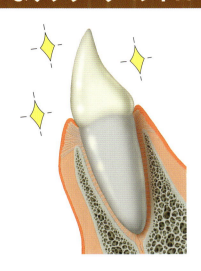

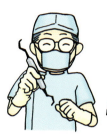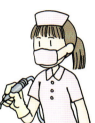
◆定期検診で正しく歯ミガキできているかチェック
◆歯肉でかくれた部分にたまったプラークを取る
◆歯石を取る
（→54〜57ページ）

　プラークコントロールとはプラークが歯や歯肉につかないようにすること．基本は毎日の歯ミガキです．さらに定期検診でプロのチェックを受ければ万全ですね．

そして，生活習慣の改善などでリスクファクターを取り除くこと

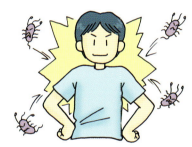
毎日規則正しい生活を送って，
歯周病に負けない身体の抵抗力をつけよう

　歯周病は生活習慣病．毎日の生活のなかに，歯周病にかかりやすくなるリスクファクターがひそんでいます．そのなかでも最大のリスクファクターは喫煙の習慣．もしあなたがタバコを吸っているなら，禁煙をすすめます．
　また，歯周病の予防には食生活の改善もたいせつです．あまいもの，やわらかいもの中心の食生活をあらため，繊維質の野菜，ビタミンCの豊富な食べ物などをとり，バランスのよい食生活をこころがけましょう（→24〜29ページ）．

生活習慣病（せいかつしゅうかんびょう）って？

　生活習慣病は，従来は成人病とよばれていましたが，成人期以降に生じる疾患の多くには毎日の不適切な生活習慣の積み重ねが関与することが多いので，1996年に厚生省は「生活習慣病」という名称に変更しました．生活習慣には，食習慣，運動習慣，休養，喫煙，飲酒などがあります．
　また，メタボリックシンドロームの言葉で有名になりましたが，肥満も歯周病と関係があることもわかってきました．

●生活習慣病の種類
食習慣によるもの
①インシュリン非依存性糖尿病（成人性糖尿病）　②肥満症
③高脂血症（家族性を除く）　④高尿酸血症
⑤循環器疾患（先天性を除く）　⑥高血圧症
⑦大腸ガン（家族性を除く）　⑧歯周病
運動習慣によるもの
①インシュリン非依存性糖尿病（成人性糖尿病）
②肥満症　③高脂血症（家族性を除く）　④高血圧症
喫煙によるもの
①肺扁平上皮ガン　②循環器疾患（先天性を除く）
③慢性気管支炎　④肺気腫　⑤歯周病
飲酒によるもの
①アルコール性肝障害

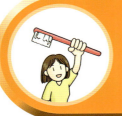

歯ブラシがいちばんのみかた
●自分に合った正しい歯ミガキ方法をマスターしよう

●使いやすい歯ブラシの選び方

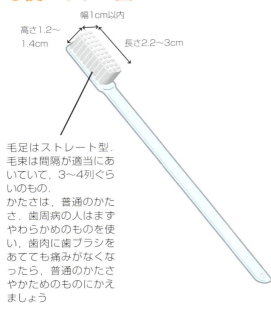

幅1cm以内
高さ1.2〜1.4cm
長さ2.2〜3cm

毛足はストレート型．毛束は間隔が適当にあいていて，3〜4列ぐらいのもの．
かたさは，普通のかたさ．歯周病の人はまずやわらかめのものを使い，歯肉に歯ブラシをあてても痛みがなくなったら，普通のかたさやかためのものにかえましょう

●持ち方

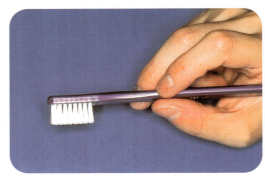

エンピツを持つように（ペングリップ）

こうなったら，かえどき
毛先が開くとプラークをよく落とせなくなり，また歯肉を傷つけることもあります．歯ブラシを裏側から見て毛先がはみだすようになったら交換しましょう

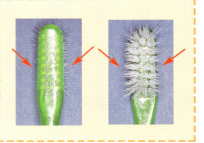

●みがき方

歯ミガキは歯の1本1本をていねいにみがいていきます．歯科医院であなたに合った歯ミガキ方法を指導してもらいましょう．最初は鏡を見ながらみがいてください．しだいに鏡を見なくてもちゃんとみがけるようになります．

■バス法
歯ブラシの毛先を歯と歯肉のさかい目に向けて45°の角度にあて，軽い力で小きざみに動かします

■スクラビング法
歯ブラシの毛先を歯に直角にあて，軽い力で小きざみに動かします．歯の内側は45°にあてます

内側 　外側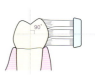

　プラークコントロールの基本はなんといっても毎日の歯ミガキ．ここでは正しい歯ミガキのポイントをまとめました．使いやすい歯ブラシの選び方，歯ブラシの持ち方，歯ブラシのあて方，みがく順序などなど．ただし，わたしたちの口のなかは十人十色なので，その人に合った歯ミガキの方法はひとりひとり違います．ぜひ歯科医師・歯科衛生士のコーチを受けて，あなたに合った歯ミガキ方法を見つけてください．

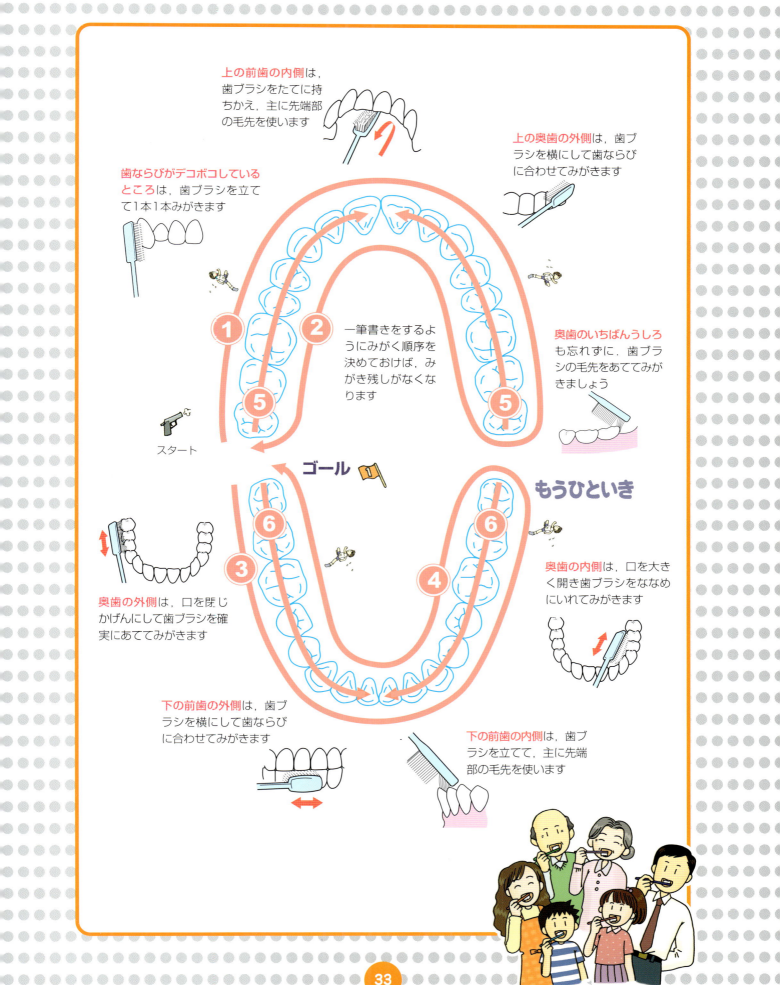

歯ブラシのサポーターたち

● 歯ブラシとおなじく，自分に合ったものを正しく使おう

●歯間ブラシ

太さもいろいろ．あなたに合ったサイズのものを選びましょう．

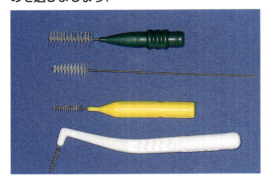

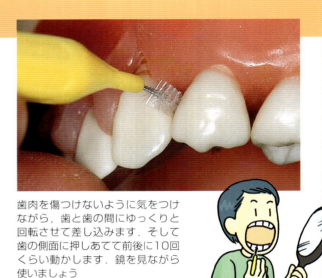

歯肉を傷つけないように気をつけながら，歯と歯の間にゆっくりと回転させて差し込みます．そして歯の側面に押しあてて前後に10回くらい動かします．鏡を見ながら使いましょう

●部分みがき専用の歯ブラシ

普通の歯ブラシではとどきにくいところ―歯と歯の間や奥歯のうしろ，歯の抜けた部分などに使います．

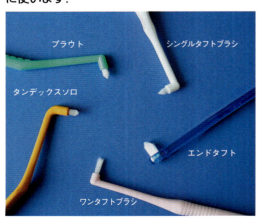

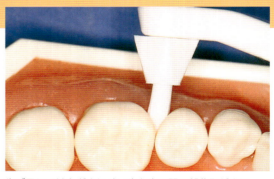

歯ブラシではとどきにくい歯と歯の間の部分みがきに便利（インタースペースブラシ）

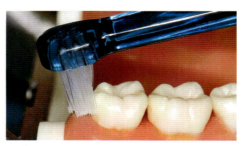

みがきにくい奥歯のうしろも，楽にみがけます（エンドタフト）

34

歯周病を予防しよう！

●デンタルフロス

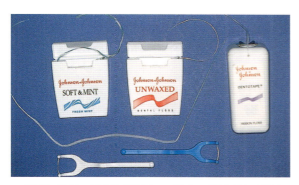

歯間ブラシではみがけないせまい歯と歯の間は，デンタルフロスが活躍します．パッケージにはいったものを切って使うタイプや柄がついたタイプなどがあります．

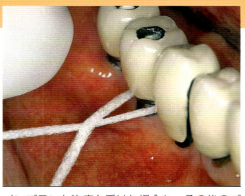

インプラント治療を受けた場合も，その後のプラークコントロールをおこたると，歯周病と同じようなインプラント周囲炎という病気になり，周りの歯ぐきが腫れインプラントもぐらぐらしてきます．よって，インプラントも毎日の徹底的なプラークコントロールと定期検診が必要です．太めのデンタルフロスはインプラントのプラークコントロールにも有効です

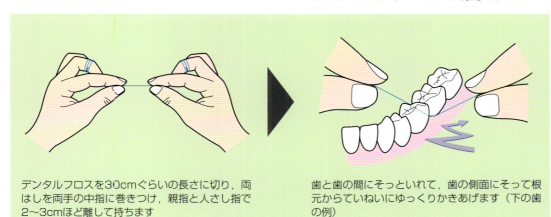

デンタルフロスを30cmぐらいの長さに切り，両はしを両手の中指に巻きつけ，親指と人さし指で2〜3cmほど離して持ちます

歯と歯の間にそっといれて，歯の側面にそって根元からていねいにゆっくりかきあげます（下の歯の例）

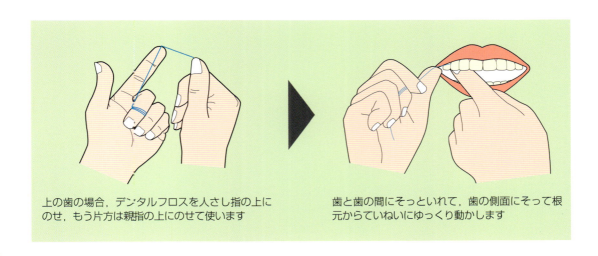

上の歯の場合，デンタルフロスを人さし指の上にのせ，もう片方は親指の上にのせて使います

歯と歯の間にそっといれて，歯の側面にそって根元からていねいにゆっくり動かします

　歯ブラシだけではみがけないところは，歯間ブラシやデンタルフロスなどの補助清掃用具を使いましょう．歯ブラシをサポートしてプラークをきれいに落とし，すっきりした気持ちになります．これらの清掃用具は歯科医師・歯科衛生士の指導のもとに正しく使いましょう．

●電動歯ブラシ

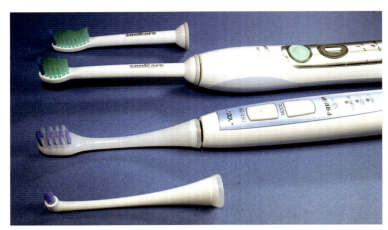

いろいろな電動歯ブラシ

電動歯ブラシは，大きく"電動歯ブラシ"，"音波歯ブラシ"，"超音波歯ブラシ"の3種類に分けられます．それぞれの特徴を知ったうえで正しく利用することが大切です．

電動歯ブラシの利点は，手用歯ブラシのように手をこまめに動かす必要がないことです．指や腕が疲れにくいので，お年よりや手の不自由な方にとっても便利です．

しかし，機械がやってくれるからと安心してはいけません．みがき残しがないように注意すること，角度に気をつけて歯肉やほっぺたを傷つけないようにすること，毛先が開いてきたら交換することが必要です．そして最も大切なことは，手用歯ブラシと同じように，「みがけているかどうか」を常に考えて使用することです．

●洗口剤

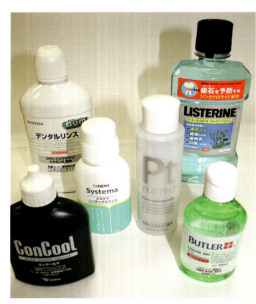

いろいろな洗口剤

歯ブラシの届かない場所の微生物を退治する場合，洗口剤（含嗽剤）を使います．

殺菌・消毒作用をもつ薬でぶくぶくうがいをして，プラーク中の微生物を殺したり，活動を弱めたりしようとするわけですが，プラークは薬を内部に通しにくい構造をもっているため（→37ページ），残念ながらその効果は抜群ではありません．歯ミガキで取り残してしまったプラークに対する補助的な対処法という位置づけになります．

歯周病を予防しよう！

バイオフィルムって何？ ― 歯ブラシが重要なわけ

「バイオフィルム」という言葉を聞いたことがありますか？　バイオフィルムとは，硬い物質と液体との境界に，微生物が層状の巣を作っている状態のことをいいます．もともとは工業や建築関係で使われている用語ですが，実は歯にもバイオフィルムができるのです．歯も硬い物質で，唾液という液体におおわれていますので，その表面にバイオフィルムができやすいのです．

歯にできるバイオフィルムって何？

もうおわかりですよね．そうです，今までお話ししてきたプラークが歯のバイオフィルムなのです．

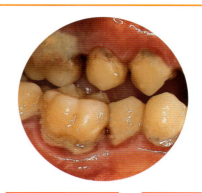

歯のバイオフィルム ＝ プラーク

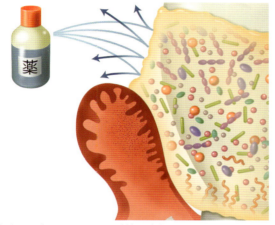

薬だけでバイオフィルムは破壊・除去できない

バイオフィルム＝プラークは，歯周病菌やむし歯菌をはじめとするさまざまな微生物が強固にくっつきあってできた巣です（→15ページ）．歯周病の予防や治療のためには，このバイオフィルムを確実に取り除くことが必要ですが，バイオフィルムは菌をやっつける薬（抗菌剤，界面活性剤など）に対して抵抗性を持つため，薬だけでバイオフィルムのなかに住みついている微生物を完全に死滅させることは望めません．歯周病の治療では，薬は効果を高める手段として使われます（→50ページ）．

バイオフィルムを取り除くために最も有効なのは，やはり歯ブラシや歯間ブラシ，デンタルフロスなどによる歯ミガキです．歯ブラシで機械的にかきだすことによって，バイオフィルムを破壊・除去することができます．歯周病の予防，治療には，バイオフィルムを確実に取り除ける歯ミガキが一番重要なのです．

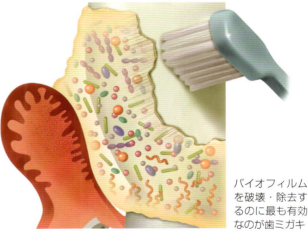

バイオフィルムを破壊・除去するのに最も有効なのが歯ミガキ

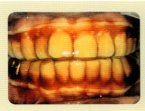
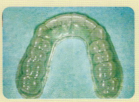

歯ブラシの効果を高める手段として，3DS（スリーディーエス）という方法も登場してきました．自分の歯ならびに合ったトレーに薬剤を入れて少しの間，歯にはめこむ方法です．

37

歯周病の予防は口臭の予防になる
●歯周病が口臭の原因になっていることが多い

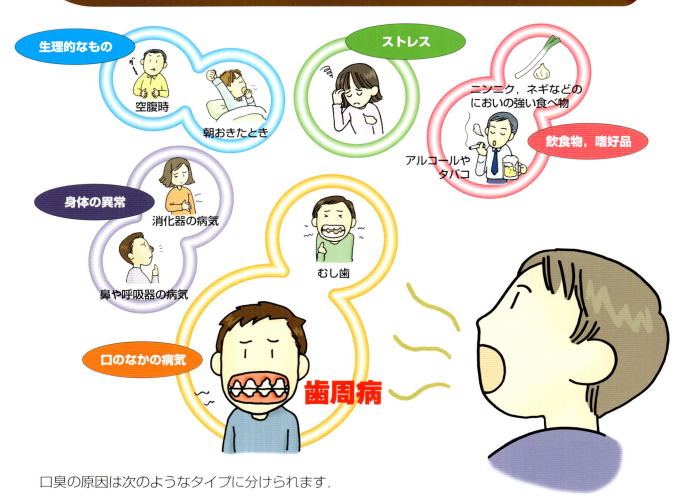

口臭の原因は次のようなタイプに分けられます．

1．生理的口臭：
　　朝おきたときや空腹時，月経時，緊張時などにおこる口臭で，誰にでもあるものです．また，中年になると唾液の分泌がすくなくなり口臭が強くなります．
2．病的口臭：
　　ほとんどが口のなかの病気が原因で，むし歯や口腔軟組織疾患，口腔悪性腫瘍などがあげられますが，なんといっても歯周病が最大の原因です．口のなかの清掃状態が悪い場合や舌によごれ（舌苔）がついている場合も口臭がおきます．また，鼻疾患，呼吸器疾患，消化器疾患，糖尿病，尿毒症，肝臓病など全身の病気やストレスが原因でおこることもあります．
3．心因性口臭：
　　口臭を気にするあまり，実際にはにおわないのに口臭があるとおもい込んで深く悩んでしまう場合があり，これを自臭症といいます．精神的なものが原因なので，カウンセリングが必要なことがあります．

歯周病を予防しよう！

口臭予防テクニックのいろいろ―いちばんは歯ミガキ

◆ **ていねいに歯ミガキをする**
◆ 舌のよごれ（舌苔）をとる
◆ 薬用歯ミガキ剤を使う
◆ 含嗽剤，洗口液でうがいする
◆ ガムを噛む
◆ 口中清涼剤を口に含む
◆ 食後に水で口をすすぐ
◆ やわらかいもの中心の食生活を改める
◆ 自分では防げない口臭は医師に相談

やっぱり歯ミガキがいちばん

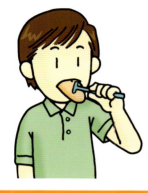

舌のよごれを取るには，専用の舌ブラシもあります

●口臭の原因をみわける簡単な方法

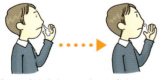

鼻から息を出す　　出した息をかいでみる

口をしっかり閉じて，鼻から息を出します．出した息をかいでみて，鼻からの息に悪臭があれば，全身性の病気を疑ってみる必要があります．

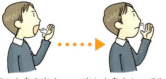

口から息を出す　　出した息をかいでみる

鼻をつまんで口を閉じ，ちょっと間をおいてから鼻をつまんだまま口を開いて，静かに息をはきます．出した息をかいでみて悪臭があれば，原因は口のなかにあります．

口臭予防は現代人のマナー．薬局にはお口のにおいを消す商品がところせましとならんでいます．でも実は歯周病が口臭の原因になっていることが多いのです．つまり，歯周ポケットにたまったプラークや歯肉から出る膿が悪臭のモト．ですから，歯周病を予防すれば口臭の予防にもつながるというわけです．それには歯ミガキがいちばんですね．

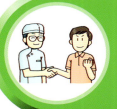

歯周病は早期発見・早期治療でなおそう
● 早く治療に取り組めば，それだけ早くよくなおる

歯周病の治療はこんなながれでおこなわれます．

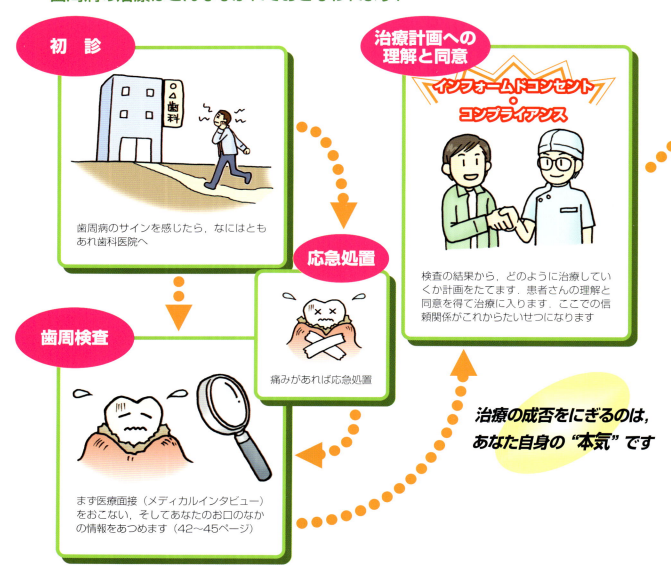

　いよいよ歯周病の治療です．歯周病は患者さんと歯科医師・歯科衛生士が協力しあってなおしていく病気．手術をすればハイ終わりというものではありません．歯周病の治療は，口のなかから歯周病の原因を取り除くことだけでなく，患者さんが自分の口のなかと全身の健康をたもつ能力を獲得し，それを一生続けられるようにすることがたいせつなのです．

　治療の内容や期間は，症状がどのくらい進んでいるかによって変わります．症状の軽いうちに治療に取り組めば，それだけ早くよくなおります．歯周病のサインを感じたら，すぐに歯科医院に行きましょう．

歯周病をなおそう！

歯周基本治療（初期治療）

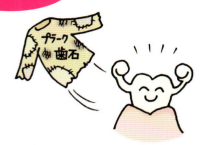

とてもたいせつな歯周基本治療．歯周病は患者さんと歯科医師・歯科衛生士が協力してなおしていきます（46, 47ページ）

再検査

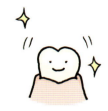 

よくなったかどうか検査で確認（再評価）します（48ページ）．なおらない場合は，再度歯周基本治療か歯周外科手術へ

再

歯周外科手術

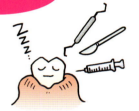

歯肉を開いて，なかをきれいにします（50, 51ページ）

再

治 癒

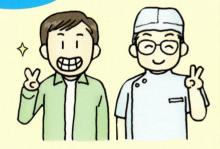

やった！ なおった！（52ページ）

補綴処置

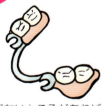

歯がないところがあれば，入れ歯やインプラントをいれたりします（53ページ）

なにか問題があったら

なおったとおもって気を抜いてはダメ．
歯周病は再発しやすいので，
かかりつけ歯科医の定期検診を
ぜひ受けてください

定期検診

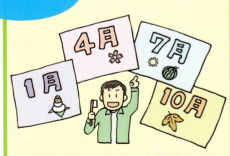

かかりつけ歯科医によるメインテナンスとサポーティブ治療（SPT）で定期的にお口の健康をチェック（54〜57ページ）

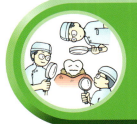

治療の第一歩は口のなかの情報あつめ
● あつめられた情報を理解できるようにしよう

歯や歯肉の状態をカラー写真で記録

口のなかの状態を撮影します．歯肉の色や形を記録し比較するのにたいへん役立ちます．

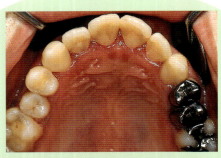
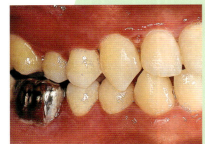
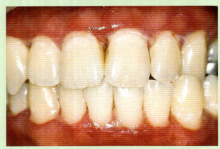
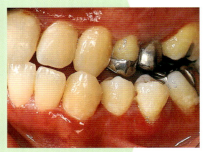
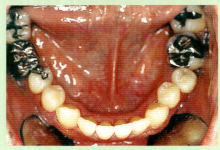

この患者さんは58歳の女性で，慢性剥離性歯肉炎（まんせいはくりせいしにくえん）と診断されました．慢性剥離性歯肉炎は特殊な歯周病で，歯肉の上皮が剥離をくりかえす難治性の歯肉炎（または歯周炎）です．これよりひどくなると，ちょっとした刺激で激痛があり，食事も困難になります

　他の病気と同じく，歯周病もまずいろいろな検査をして情報をあつめ，その情報にもとづいて治療の計画が立てられます．さらに，治療の節目節目にも必要に応じて検査がおこなわれます．こうしてあつめられた情報は，歯科医師・歯科衛生士だけがわかっていればよいというものではありません．患者さんにもこれらの検査の意味，検査値の読み方を理解していただき，いっしょに歯周病をなおしていきましょう．

歯周病をなおそう！

お口のヨゴレぐあいをチェック

プラーク染め出し剤でプラークがとれているかどうかチェック

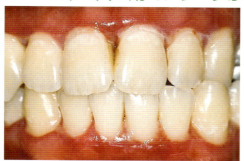

プラーク染め出し前

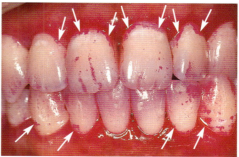

プラーク染め出し後
毎日きちんと歯ミガキしているつもりでも，けっこうみがき残しがあるものです．
赤く染まった部分がプラークのついているところ

●これがプラーク染め出し剤

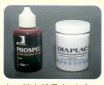 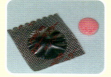

左：液を塗るタイプ
右：錠剤をかみくだくタイプ

ヨゴレぐあいをプラークコントロールレコードという記録表に記録

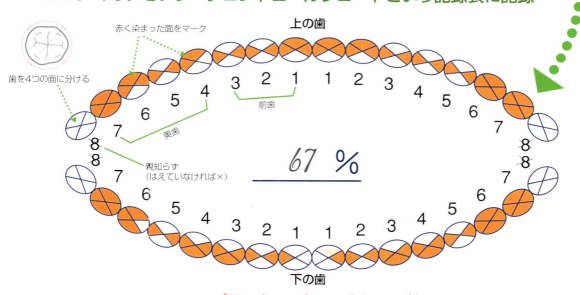

プラークコントロールレコード　＊歯科医院によって記録表の様式が異なる場合があります

歯周病の検査なので，歯と歯肉のさかい目あたりにプラークがついているかどうかを検査します．1本1本の歯を4つの面に分け，プラーク染め出し剤で赤く染まった面を記録表にマークします．マークされた面の合計を検査したすべて面の数で割ってパーセントを出します．

上の例では，$\dfrac{75}{112} \times 100 \fallingdotseq 67\%$ です

プラークコントロールレコード（PCR）の計算式

$$PCR = \dfrac{プラークの付着面数}{調べたすべての歯面数} \times 100$$

目標はプラークコントロールレコード20％以下

ポケットからの出血をチェック

ポケットのなかの炎症の状態を知ります
歯周プローブという探針でポケットの深さをはかるときに，出血するかどうかも調べます．出血したときは○印をつけます．

歯の動揺度をチェック

歯周組織の破壊状態を総合的に知ります
ピンセットで歯のグラグラ度を調べます．
0度：普通，1度：前後にわずかに動く，
2度：前後左右に動く，3度：前後左右上下に動く．

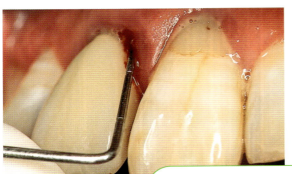
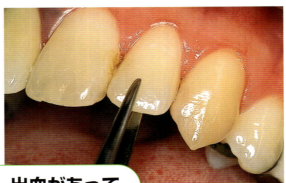

ポケットが深くて，出血があって，ゆれが大きいと危険信号です！

BOP：ポケットからの出血がある場合は○印をつける

動揺度		2	3	2	3	1	1	1	2	3	3	3	3	2	
PD・BOP															
	8	7	6	5	4	3	2	1	1	2	3	4	5	6	7	8
PD・BOP															
動揺度		1	2	2	3	2	1	2	1	2	2	3	2	2	2	

PD：ポケットの深さ（mm）

歯周組織検査のチャート
＊歯科医院によって記録表の様式が異なる場合があります

歯周ポケットの深さをチェック

歯周組織の破壊程度を知ります

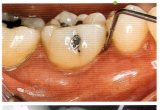

歯周プローブでポケットの深さを調べます

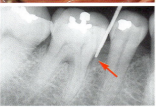

エックス線写真でみたところ．歯槽骨が破壊され，ポケットがだいぶ深くなっています（矢印）

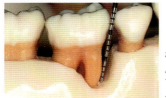

模型でみると，こんなかんじ．歯槽骨がなくなっているところは歯周プローブが深くはいります

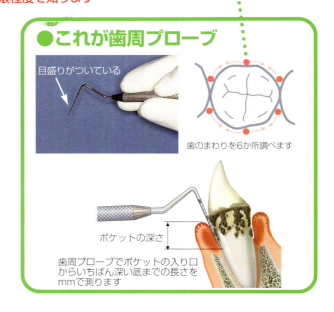

●これが歯周プローブ

目盛りがついている

歯のまわりを6か所調べます

ポケットの深さ

歯周プローブでポケットの入り口からいちばん深い底までの長さをmmで測ります

歯周病をなおそう！

エックス線写真で骨のぐあいをチェック

エックス線写真で歯槽骨の状態がわかります．
歯周病がどのくらい進んでいるかをみるのに役立ちます．

●歯周病の人のエックス線写真　　●健康な人のエックス線写真

上の前歯

- 骨の破壊が高度に進んでいるところ
- 骨の位置がここまで下がっています
- もとの骨の位置

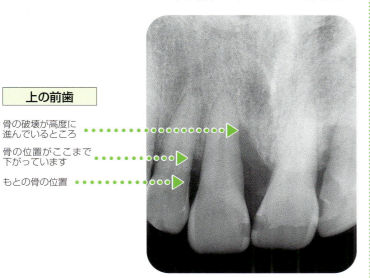
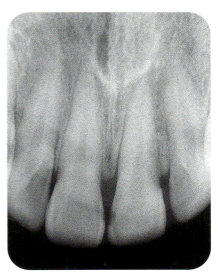

下の奥歯

- もとの骨の位置
- 骨の位置がここまで下がっています
- 根の間も病気になっています

金属（つめもの）

歯槽骨

海綿骨　歯髄（神経）　白線（歯の根をとりかこむ骨の緻密な部分）

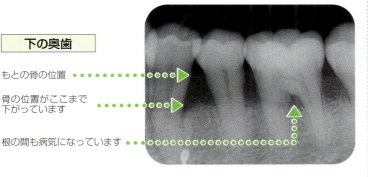
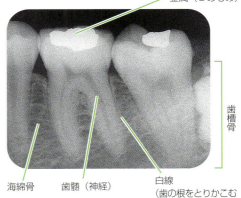

全体の写真を撮ることもあります．

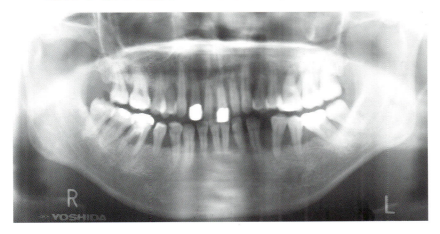

エックス線写真の見かた

エックス線写真では，密度の高いものは白っぽく，密度の低いものは黒っぽく写ります．よって，歯につめられた金属はまっ白なかたまりに，硬く緻密な骨の部分は白い線として写ります．また，歯の神経や骨のなかの粗造な部分，歯周病で骨が溶けてしまった部分やう蝕（むし歯）は，黒っぽく写ります

そしてたいせつな歯周基本治療

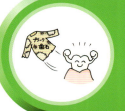

●あつめられた情報をもとに治療計画がたてられ，歯周基本治療（初期治療）にはいります

　検査結果をもとに治療計画がたてられます．歯周病の治療は，患者さんと歯科医師・歯科衛生士の共同作業．どのような治療をしていくのか，納得いくまで話し合って，患者さんの同意を得ます．そのうえで歯周基本治療にはいります．歯周基本治療は歯周病の原因を取り除くこと，口の機能を回復させること，患者さん自身で口や全身の健康を管理できるようにすること，そしてそれをサポートするシステムを組むことなどを目的としています．最終目標をめざして，いっしょにがんばりましょう！

まず治療計画を説明

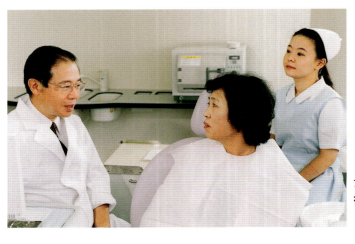

医療面接・インフォームドコンセントの確立．
歯周病の治療は患者さんと歯科医師・歯科衛生士の共同作業．スムーズに治療が進むように，納得いくまで話し合いましょう．

つぎに歯ミガキ指導

患者さん自身でお口の健康をケアできるように指導します

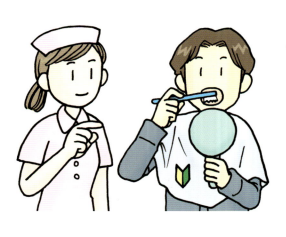

歯周基本治療（初期治療）のカギは歯ミガキ，すなわちプラークコントロール．そしてプラークコントロールの基本は患者さん自身による毎日の歯ミガキです．歯科医師や歯科衛生士は正しい歯ミガキを身につけられるようにコーチします（→32〜36ページ）．

歯周病をなおそう！

そして本格的治療でポケットのなかをきれいに
（スケーリング・ルートプレーニング）

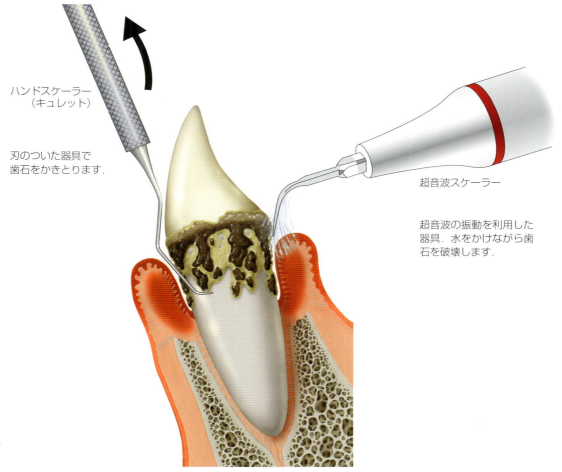

ハンドスケーラー（キュレット）
刃のついた器具で歯石をかきとります．

超音波スケーラー
超音波の振動を利用した器具．水をかけながら歯石を破壊します．

　歯ミガキが上手になり歯肉の炎症がある程度おさまったら，本格的な治療にはいります．ハンドスケーラーや超音波スケーラーといった器具でポケット内のプラークや歯石，病気の部分を取り除きます．また，ぐらぐらする歯を固定したり，かみあわせを調整したりします．どうしても助けられない歯は，残念ですが抜くこともあります．

めざせ，健康な歯肉！

●治療の最終目標

- :) プラークコントロールレコード20％以下
- :) 炎症の消失
- :) ポケット検査時に出血なし
- :) 歯周ポケット3mm以内
- :) 歯肉の色がピンク
- :) 歯の動揺の改善

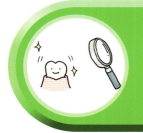

再検査してチェック
●よくなったかどうか再検査し，なおりぐあいをチェック（再評価）します

　歯周基本治療が終った後，最初にした検査（→42〜45ページ）と同じ検査をもう一度おこないます．治療前後の検査結果を比較して，どのくらいなおったかを評価します．

歯周ポケットのチャートに検査結果を記入します

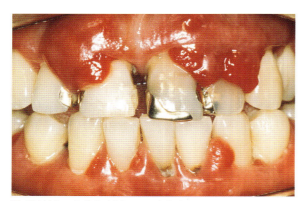

治療前はこんなにはれていました

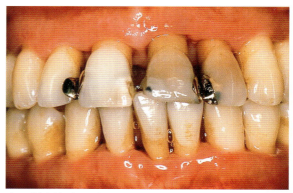

歯周基本治療が終わって再検査です

治療前

PD・BOP	⑤⑤⑤⑨⑧⑨⑨⑧⑦⑦⑨⑨⑩⑨⑦⑦
	⑥⑦⑥⑥⑦⑩⑩⑥⑦⑦⑦⑩⑧⑩⑩⑥⑥
	3　　　2　　　1　　1　　　2　　　3
PD・BOP	⑥⑤⑥⑤⑤⑤⑤⑥⑥⑨⑤⑥⑥⑥
	⑤⑤⑥⑥⑥⑦⑤⑤⑥⑥⑩⑤⑤⑥⑤⑤

PD：ポケットの深さ（mm）
BOP：ポケットからの出血．
　　　出血がある場合は○印をつける
（ここでは，前歯の部分だけを示します）

歯周基本治療後

PD・BOP	③2③ 2 2 2 ③③④③③ 2 2 2 /2
	③3 2 ③ 2 ⑤ 2 ②③⑤⑤③ 3 ⑤ 3 2
	3　　　2　　　1　　1　　　2　　　3
PD・BOP	③2③ 2 2 2 ③②④③ 2③③ 2 3 2 3
	②3 2 2 2 ② 2 ②⑤⑤②⑤ 2 2 ③ 2 2

歯周基本治療で歯肉のはれがひき，

色もピンク色にもどりました．

ポケットの深さも

5mm以下になりましたが，

ポケットからの出血がまだあります．

もうすこしがんばりましょう．

歯周病をなおそう！

歯周病の新しい検査方法

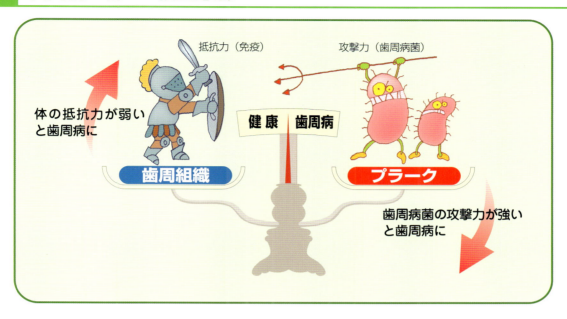

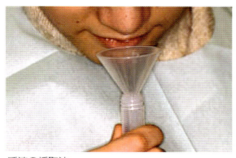

唾液の採取法．
5分間ガムをかみ，滅菌スピッツ管に唾液を吐き出し，その5mlを冷蔵保存します

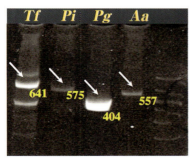

唾液検査で4種類の歯周病菌が検出された例（PCR法）．数字の部分のしま模様が菌のいる証拠を示します

歯周組織の健康維持には，私たちの体を守る抵抗力（免疫力など）とプラークのなかの歯周病菌の攻撃力とのバランスが関係しています．歯周病にかかったり進行したりするのは，このバランスが崩れるからですが，それには2つの場合が考えられます．ひとつは，歯周病菌の攻撃力が強い場合で，もうひとつは体の抵抗力が弱い場合です．つまり，歯周病の予防や治療のためには，自分の体の抵抗力がどれくらいかを知る必要もあるわけです．

そこで最近，私たちの体の歯周病に対する抵抗力を検査する方法が開発されるようになりました．現在，指先から血液を少しだけ取り，そのなかの歯周病菌に抵抗する抗体の程度を調べて，その人に歯周病菌に対する抵抗性がどのくらいあるかを調べる方法や，遺伝子の状態を調べて生まれつき歯周病にかかりやすい人とそうでない人を見分ける方法などが開発されています．

また，歯周病の進み具合を知ろうとする検査として，歯肉溝（歯と歯肉の間）からしみ出てくる歯肉溝滲出液の量や成分変化を調べる方法があります．

そのほかの新しい歯周病検査法として，唾液検査があります．唾液検査は，歯周病によって歯周組織を作っている細胞がどのくらい壊されているか，歯ぐきの中で炎症がどのくらい生じているか，どんな種類の歯周病菌がどのくらい唾液中にいるかを検査することができます．唾液は痛みもなく簡単に採ることができるので，これからの検査法方法として期待されています．

なおりきらないときは歯周外科手術で
● 歯周外科手術で徹底的になおす

●フラップ手術

　歯周基本治療（初期治療）でなおりきらなかったところは，歯周外科手術で徹底的になおします．病気の部分がよく見えるように歯肉を切って開いて，歯の根の間や深いところに入り込んでいる歯石を取り除きます．これは歯肉剥離掻爬術（フラップ手術）とよばれる手術ですが，この他にもいろいろな手術が症状に応じて選ばれ，口のなかの歯肉などの形をととのえる歯肉歯槽粘膜形成術（歯周形成手術）などもおこなわれます．

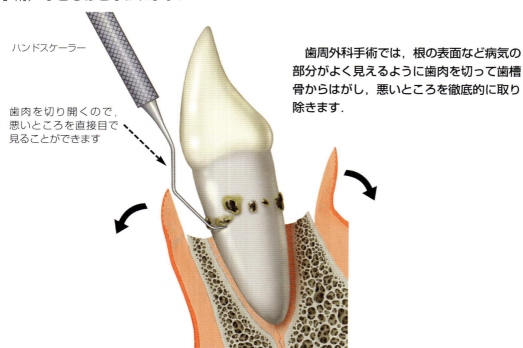

ハンドスケーラー

歯肉を切り開くので，悪いところを直接目で見ることができます

歯周外科手術では，根の表面など病気の部分がよく見えるように歯肉を切って歯槽骨からはがし，悪いところを徹底的に取り除きます．

薬を補助に使うこともあります（局所薬物送達療法；LDDS）

　手術ができない場合，スケーラーでポケット内をきれいにしたあと，先の細いシリンジで抗菌剤（塩酸ミノサイクリン）を送り込みます．歯周病菌が住みついている部分に直接投与するので効果的です．薬は長い時間効果が持続する徐放能を持っています（商品名：ペリオクリン，ペリオフィール）．

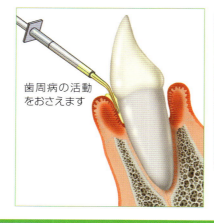

歯周病の活動をおさえます

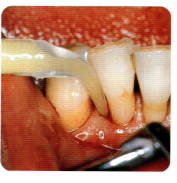

歯周病をなおそう！

失われた歯周組織を"再建"する治療法，歯周組織再生療法が登場しました

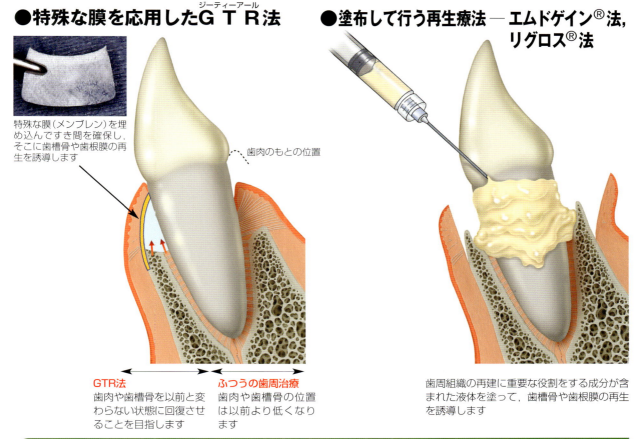

●特殊な膜を応用したGTR法(ジーティーアール)

特殊な膜（メンブレン）を埋め込んですき間を確保し，そこに歯槽骨や歯根膜の再生を誘導します

歯肉のもとの位置

GTR法
歯肉や歯槽骨を以前と変わらない状態に回復させることを目指します

ふつうの歯周治療
歯肉や歯槽骨の位置は以前より低くなります

●塗布して行う再生療法 ― エムドゲイン®法，リグロス®法

歯周組織の再建に重要な役割をする成分が含まれた液体を塗って，歯槽骨や歯根膜の再生を誘導します

GTR法，エムドゲイン®法，リグロス®法

破壊された組織をより良くなおす方法です．

　失われた歯周組織を再建する治療法は，歯周組織再生療法といいます．特殊な膜を応用したGTR法と，有効成分が含まれたゲル状の液体を使うエムドゲイン®法，リグロス®法があります．

　ふつうの歯周治療では歯周組織の健康は回復されますが，破壊された部分は完全にはもとに戻らないので，歯肉や歯槽骨の位置は以前より低くなり，歯が長くなったように見えます．一方，歯周組織再生療法は歯周組織の再生をになう細胞を誘導し，歯肉や歯槽骨の位置を以前のようにできるだけ回復させることを期待しておこなわれる治療法です．

　GTR法は特殊な膜（メンブレン）を埋め込んで確保したスペースに歯槽骨や歯根膜の再生を誘導する方法，エムドゲイン®法は膜を埋め込むかわりにエナメル マトリックス タンパク質を主成分とする材料（エムドゲイン®）を，リグロス®法は組換え型ヒトbFGF（塩基性線維芽細胞成長因子）を含む液体状の薬を塗って，同じく失われた歯周組織の"再生"（再建）を誘導する方法です．

　ただし，この新しい治療法を応用できる場合は限られていて，どんな歯周病でも治療できるわけではありません．**悪すぎる歯周病はこの方法でも治療できません．**

歯周病がなおった！
● がんばったかいがあって，口のなかの健康が回復

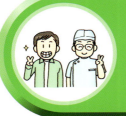

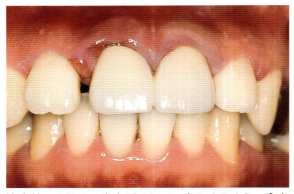

治療前のようす．歯肉がはれて，歯もぐらぐら．食事もおいしく食べられません．

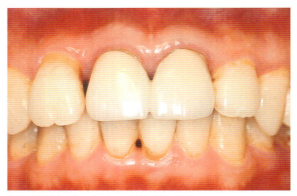

歯周病がなおった！　おめでとう！よくがんばりましたね．

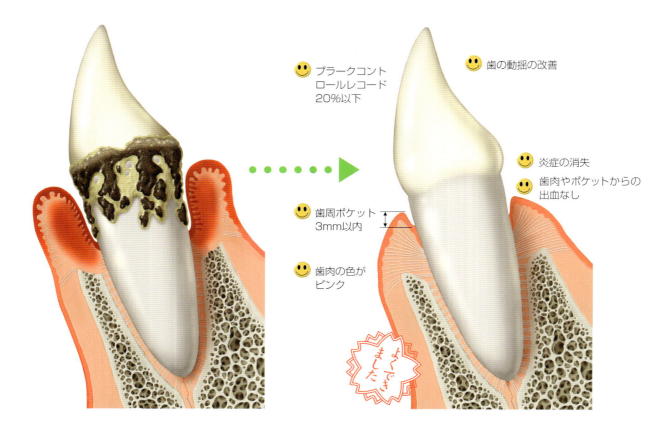

- プラークコントロールレコード20％以下
- 歯の動揺の改善
- 炎症の消失
- 歯肉やポケットからの出血なし
- 歯周ポケット3mm以内
- 歯肉の色がピンク

よくできました

　おめでとうございます．治療の目標達成！　歯を支える土台─歯周組織の健康が回復しました．歯周病の治療は比較的長い期間かかりますが，口のなかが健康になれば食事もおいしく食べられるようになり，健康な身体を手にいれることができます．初心を忘れずにがんばって，ぜひ治療の目標（→47ページ）を達成しましょう．

52

歯周病をなおそう！

入れ歯やインプラントをいれるときも，まず歯周治療で土台をしっかりさせてから

歯周病の治療は歯を支える土台を固める基礎工事のようなものです．この治療をおこたると，どんなにすばらしい入れ歯やインプラントをいれても，やがて土台ごと崩れさってしまいます．

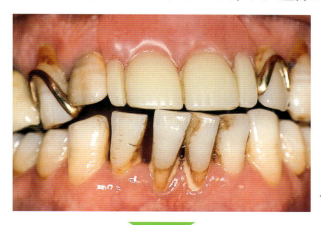
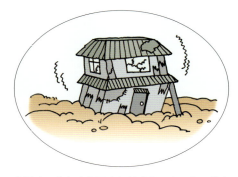

歯周病で歯を支える土台がぐらつき，上の前歯の入れ歯も合わなくなりました

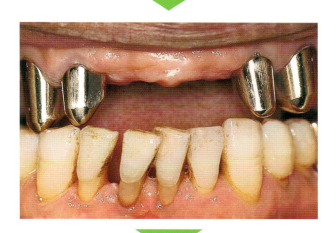
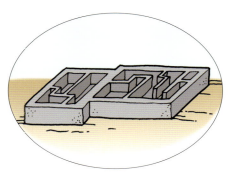

歯周病を治療して，土台づくりをきっちりします

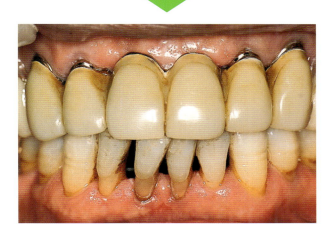
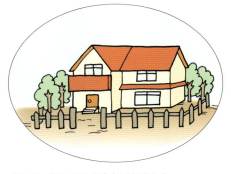

そして，新しい入れ歯をいれました．かみあわせもきちんとなおりました

歯周病の治療は家をたてるときの基礎工事と同じです

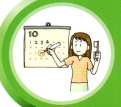

回復した健康をいつまでもたもとう！

治療のあとも毎日のきちんとした歯ミガキと規則正しい生活で，口のなかの健康をたもちましょう．

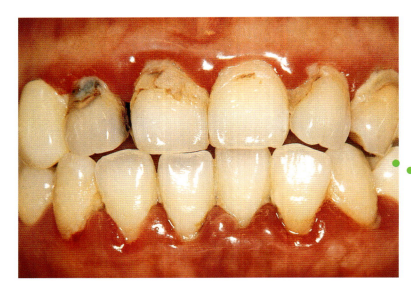

治療前は，歯周病で歯肉がぶよぶよにはれていました．

治療で回復した口のなかの健康を，ずっとたもっています！

治療が終わって22年後です．毎日の歯ミガキをきちんとして，規則正しい生活を送っているので，お口のなかはいつまでも健康です．もちろん，定期検診もちゃんと受けています．

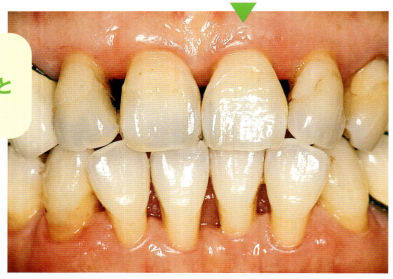

　歯周病は治療が終わってからの毎日のケアがかんじんです．歯周病は再発しやすい病気．せっかく回復した口のなかの健康をずっと維持するためには，毎日のきちんとした歯ミガキと規則正しい生活習慣，そして専門家による定期的なチェックが必要です．歯周病は治療が終わっても患者さんと歯科医師・歯科衛生士の二人三脚は続きます．あなたの口のなかの健康をいつまでもたもつための一生のお付き合いです．どうぞよろしく．

歯周病をなおそう！

そして定期検診で，
お口のメインテナンスと
サポーティブ治療（SPT）を受けよう．

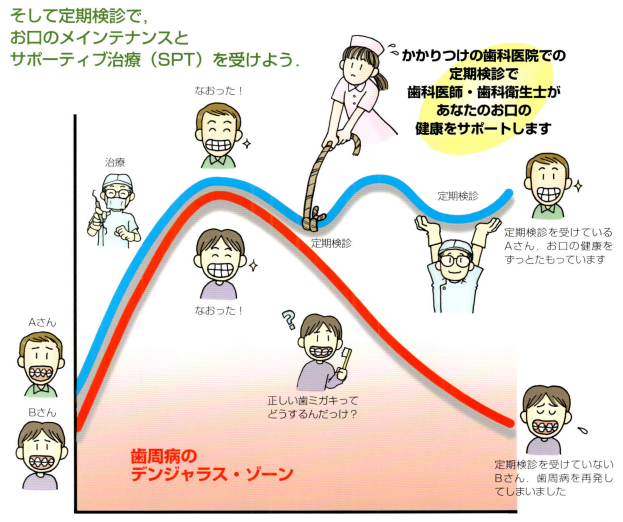

お口の健康をたもつには，治療が終わったあとも毎日ケアをきちんとすることがたいせつ．そのためには定期検診でかかりつけ歯科医・歯科衛生士によるメインテナンスとサポーティブ治療（SPT）を受けましょう．

あなたとかかりつけ歯科医・歯科衛生士の連携プレーで，お口の健康をいつまでもたもちましょう！

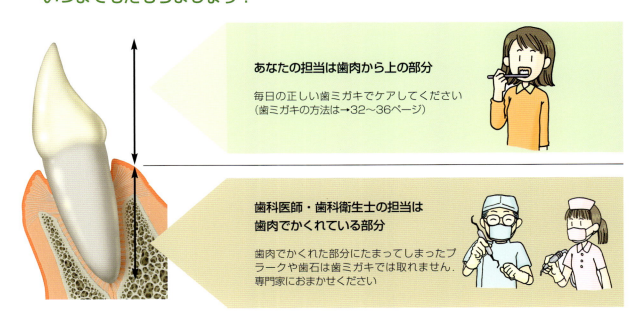

専門家によるお口のメインテナンス ─ PMTC

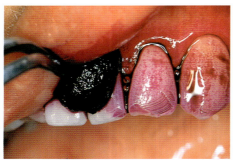

プラーク染め出し剤でプラークがついている場所をチェックします．

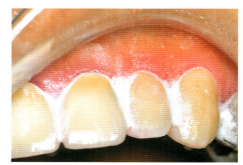

清掃用のペーストを塗ります．

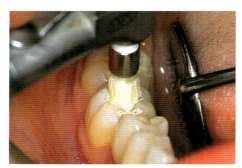

歯の面を清掃します．

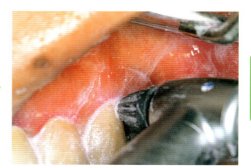

歯と歯の間（隣接面）を清掃します．

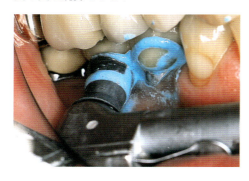

歯ぐきで隠れた部分を清掃します．

　前ページで，定期検診でかかりつけ歯科医・歯科衛生士によるメインテナンスを受けましょうとお話ししました．では，実際にどんなことをおこなうのでしょうか．そのひとつに，PMTC（プロフェッショナル・メカニカル・トゥース・クリーニング）があります．これは，「専門家による機械的な歯面清掃」．通常の歯ミガキでは落とせない歯と歯の間（隣接面）や歯肉で隠れた部分にたまっているプラークや歯石を，特別訓練を受けた専門家（歯科医師や歯科衛生士）が機械や器具を使って徹底的に取り除きます．専門家による歯の清掃でプラークや歯石をきれいに取り除き，むし歯や歯周病を予防しようという考え方です．PMTCは，ほとんどの場合は痛みがなく，終わったあとは口の中がすっきりします．

　口の中の健康を末長く保つためには，あなた自身の努力と歯科医師・歯科衛生士との二人三脚が欠かせません．

歯周病をなおそう！

かかりつけ歯科医を持とう！

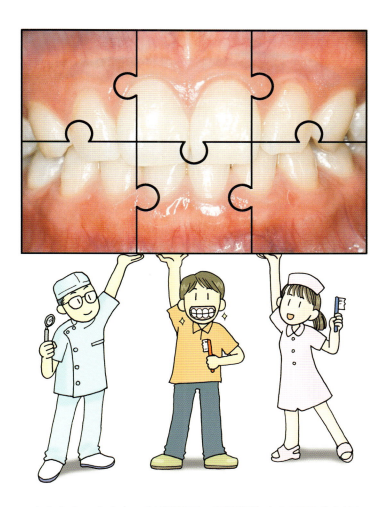

あなたと，かかりつけ歯科医・歯科衛生士とで完成させた
"歯と口と全身の健康"パズルをいつもでもたもとう！

　かかりつけ歯科医とは，歯科の病気の予防から健康管理，生活指導やリハビリテーションまでを含めた幅広い活動を患者さんの一生を通じておこなっていく歯科医師のことです．

　80歳で20本の歯を残そうという8020運動（→5ページ）にも，かかりつけ歯科医が大きく貢献します．あなたもかかりつけ歯科医と一緒に，歯と口，そして全身の健康づくりをしましょう．

かかりつけ歯科医の役割

1. 歯や歯ぐきの状態がそれぞれ違う，個別の患者さんに合わせた健康教育や相談機能の充実
2. 機能的な歯科治療の実践
3. 病状に応じたチーム医療をおこなうための，他の医療機関との綿密な連携・紹介
4. 要介護のお年寄りや障害者が，適切な歯科サービスを受けることのできる施設との連携・紹介
5. 福祉施設および在宅患者に対する歯科医師訪問指導機能の充実
6. 定期的で専門的な管理と，予防管理機能の強化

健康な口のなかと歯周病

健康な口のなか

- **A** 歯肉の色は健康的なピンク
- **B** スティップリングという小さなくぼみがみられる
- **C** 歯と歯の間がひきしまった三角形
- **D** 正常なかみあわせ
- **E** プラークや歯石のついていないきれいな歯

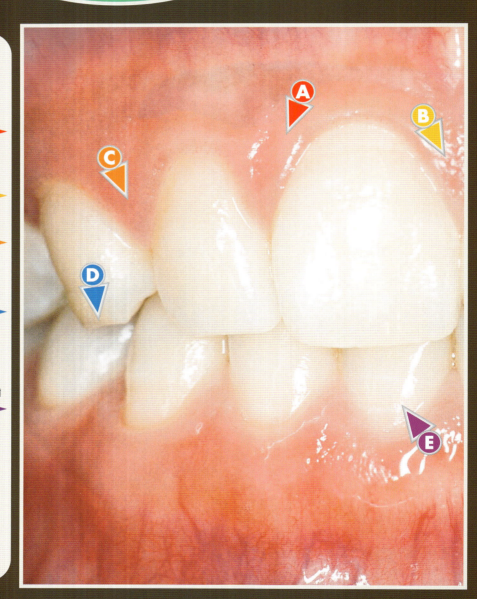

をくらべてみよう

歯周病

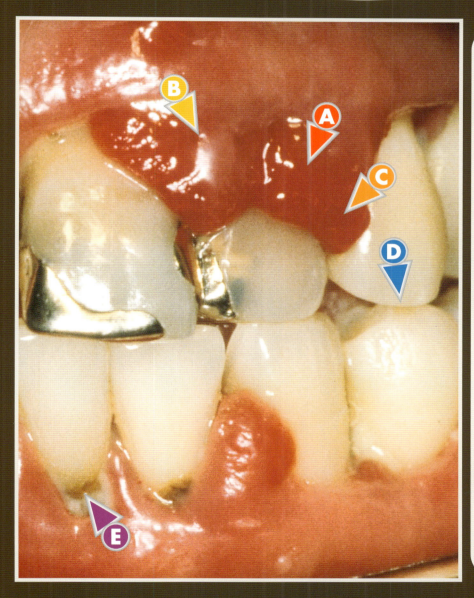

- B スティップリングがなくなっている
- A 歯肉が赤く腫れている
- C 歯と歯の間が腫れ上がっている
- D かみあわせが乱れてきた
- E 歯にプラークや歯石がついている

健康な口のなか

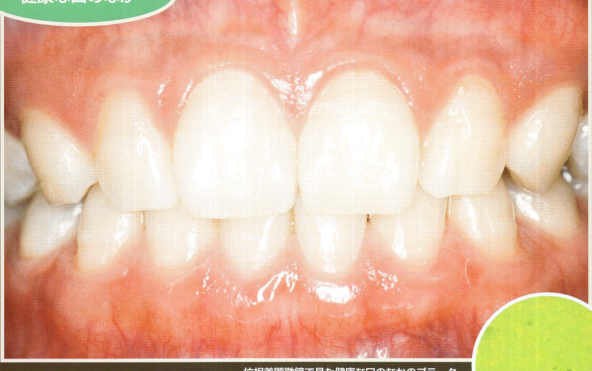

位相差顕微鏡で見た健康な口のなかのプラーク．善玉菌が少し見える

歯肉炎

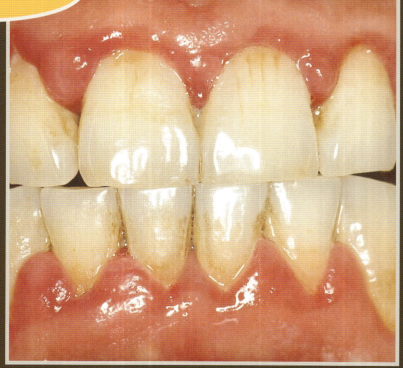

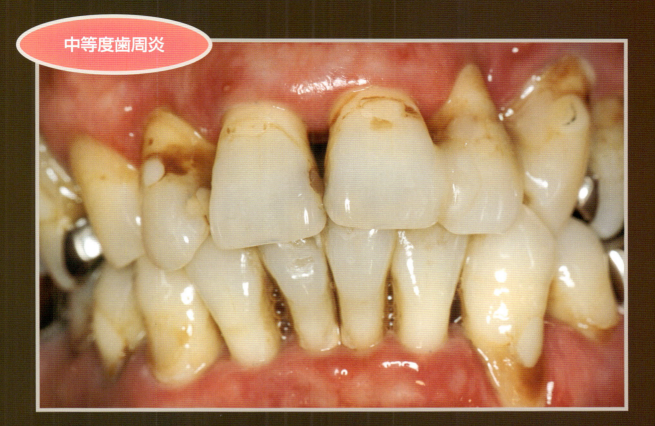

中等度歯周炎

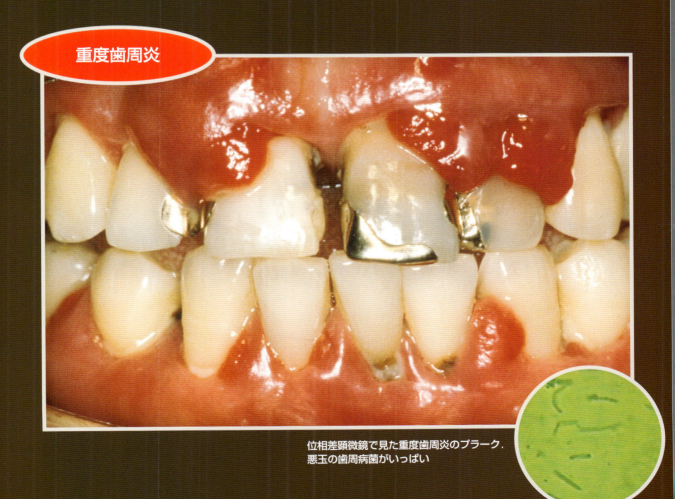

重度歯周炎

位相差顕微鏡で見た重度歯周炎のプラーク．悪玉の歯周病菌がいっぱい

インプラントにもプラークコントロールが重要

インプラントは歯にかわるものではない．優れた治療法．でも…

歯科用インプラントの治療が登場し，歯を失った方がこの治療を受けるケースが増えてきました．歯を失った場所の骨に人工の歯根を植えて，骨と人工歯根がしっかりくっついてから，その上部に人工の歯を装着する方法が主流です．

でも「この治療法があるから歯を失っても大丈夫」とは考えないで下さい．この方法は入れ歯などと同じく，むし歯や歯周病によって大切な歯を失ってしまったからこそ，最後の方法として行われる治療なのです．インプラントは天然の歯に勝るものでは決してありません．たとえば，歯に伝わる咬んだ感覚を脳に正しく伝える役割を果たす，天然歯の周りにある歯根膜がありません．そのようなことから，天然の歯でできることが上手にできないこともあります．この本で何度もお話しているように，まずは歯周病やむし歯（齲蝕）を予防，きちんと治療して自分の歯（天然歯）と一生涯つきあうことがとても大切なことなのです．

その上で万が一歯を失ってしまった場合の治療法のひとつがインプラント治療なのです．

大切なことがもう一つ．インプラントも，天然の歯と同じく歯の周りの清掃を怠ると，プラーク中の悪玉微生物がインプラント周囲の歯肉に入り込んで感染を起こし，歯肉炎と同じようなインプラント周囲粘膜炎，歯周炎と同じようなインプラント周囲炎にかかります．そうなるとインプラントの周りが腫れ，痛み，膿が出たりと，苦しむことになります．

以前の歯を失った残念な気持ちを思いだして，他の天然歯と同様にインプラントも，歯ブラシ，フロス，歯間ブラシなどで，プラークを付けないようしっかりとご自身での管理に務めましょう．

●インプラントもお手入れしないと大変なことに．プラークコントロールが重要

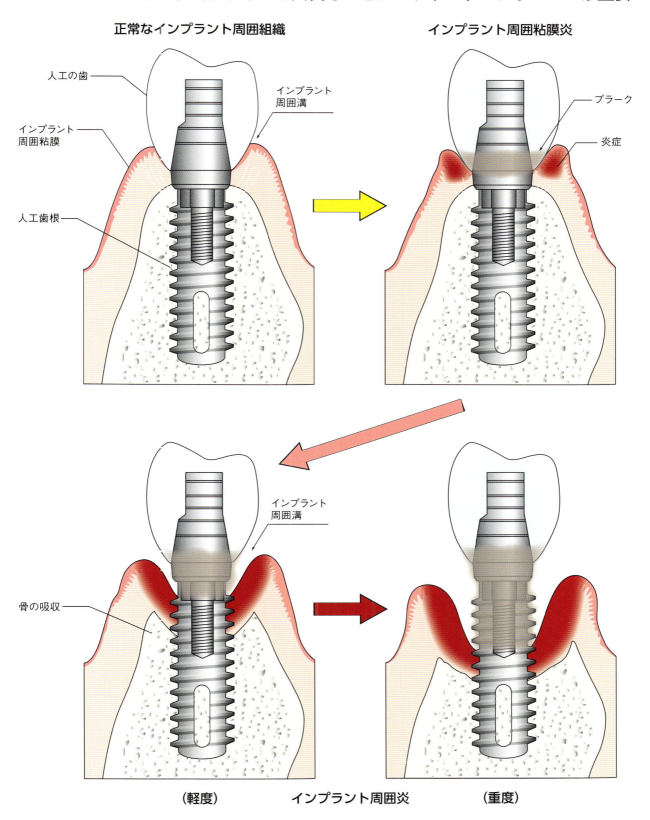

　残念なことに歯がなくなってしまった場合，最近はインプラントを入れることも多くなりました．しかし，この部分も歯と同じようにきちんとお手入れをしないと歯肉が腫れて困ることになります．本当に進行するまでインプラントは揺れませんが，歯周病と同じく歯肉が腫れて出血し膿が出ます．

● さくいん ●

あ行

アテローム性プラーク　10
位相差顕微鏡　18, 19, 60, 61
医療面接　40, 46
インタースペースブラシ　34
インプラント　35, 41, 53
インプラント周囲炎　63
インプラント周囲粘膜炎　63
インフォームドコンセント　40, 46
エックス線写真　45
エナメル質　16
エムドゲイン　51
エラスターゼ　23
炎症　23
エンドタフト　34
エンドトキシン　23
応急処置　40

か行

外傷性咬合　24
かかりつけ歯科医・歯科衛生士　55, 57
活動期　4
加齢　25
気管支炎・肺炎　6, 7, **8**
危険因子　14
喫煙　14, 24, 26, 27
喫煙と歯周病　24, 25, **26**, **27**
急速進行性歯周炎　12, 13
キュレット　47
局所薬物送達療法　50
禁煙　24, **26**, **27**
薬の副作用　25
血管拡張　23
ケミカルメディエーター　7
口腔内カラー写真　42
口臭　2, 25, **38**, **39**
酵素　23
好中球　22, 23
更年期　25, 29
誤嚥性肺炎（嚥下性肺炎）　8
骨粗鬆症　25, 29
コラゲナーゼ　23
コンプライアンス　40

さ行

再検査　41, **48**
サポーティブ治療（SPT）　41, 55
歯科医師・歯科衛生士の担当　31, 55
歯間ブラシ　34
色素沈着　27
歯根膜　16, 18, 20
歯周炎　4, 5, 12, 19, 21
　軽度　4, 18
　中等度　5, 19, 61
　重度　5, 19, 21, 61
歯周基本治療　41, **46**
歯周外科手術　41, **50**, **51**
歯周組織　16, 18, 20
　歯根膜　16, 18, 20
　歯髄　16, 45
　歯槽骨　16, 18, 20, 45
　歯肉　16, 18, 20

セメント質　16, 18, 20
歯周組織検査のチャート　44
歯周組織再生療法　51
歯周組織の再建　51
歯周組織の再生　51
歯周治療のながれ　40
歯周病　4
歯周病のサイン　2
歯周病菌　14, 15, 19, 21, 22, 23
歯周病の進行　18, 19
歯周病の治療　**40**, **41**
歯周ポケット　18, 19, 21
歯周ポケットのチャート　48
思春期　25, 29
思春期性歯肉炎　29
歯髄　16, 45
歯石　21
歯槽骨　16, 18, 20, 45
歯槽骨吸収　23
歯槽骨吸収の状態　45
歯槽膿漏　1
GTR法　51
歯肉　17, 22, 23, 29, 52, 54
歯肉炎　4, 18, 29, 42, 60
歯肉溝　16, 17, 18, 20
歯肉線維　23
歯肉ポケット　18
若年性歯周炎　12, 13
初期治療　41, **46**
食片圧入　24
侵襲性歯周炎　12, 13
心臓病　6, 7, **10**
　狭心症, 心筋梗塞　7, **10**
　心内膜炎　7, **10**
スクラビング法　32
スケーラー　47
スティップリング　17, 58
ストレス　25, 38
スモーカーズメラノーシス　27
3DS　37
静止期　4
生活習慣病　1, 24, **31**
セメント質　16, 18, 20
洗口剤　36
象牙質　16
早産・低体重児出産　6, 7, **11**

た行

タバコ　25, **26**, **27**
タンデックスソロ　34
チャート　48
超音波スケーラー　47
治療　**40**, **41**
治療計画　40
治療計画への理解と同意　40
治療の最終目標　47, 52
治癒　41
定期検診　41, 55
デンタルフロス　35
電動歯ブラシ　36
糖尿病　6, **9**, 25, **28**
動脈硬化　10

な行

妊娠　25, 29
妊娠性歯肉炎　29
脳卒中　6, 7, **10**

は行

バイオフィルム　15, **37**
歯ぎしり　24
白板症　27
破骨細胞　22, 23
破骨細胞活性化因子　23
バージャー病　27
バス法　32
8020（はちまるにいまる）運動　5, 57
白血球　23
歯の動揺度　44
歯ブラシ　32
　選び方　32
　交換時期　32
　持ち方　32
歯ミガキ　30, 31, 32, 33, 39
　方法　32, 33
歯ミガキ指導　46
ハンドスケーラー　47, 50
PMTC　56
BOP（ビーオーピー）　44, 48
肥満　25, 31
副作用　25
PD（プロービングデプス）　44, 48
プラーク　14, 15, 20, 22
プラークコントロール　30, 31, 46
プラークコントロールレコード　43
プラークの染出し　43
プロスタグランディン（PGE2）　7, 11
プローブ　44
ヘミデスモゾーム結合　17
偏食　24
ポケット　18, 19, 21
ポケットからの出血　44, 48
ポケットの深さの測定　44, 48
補助清掃用具　35
補綴処置　41

ま行

マクロファージ　22, 23
慢性剥離性歯肉炎　29, 42
メタボリックシンドローム　31
メディカルインタビュー　40
免疫　22, 49
免疫細胞　9, 22

や行

指しゃぶり　24

ら行

リグロス　51
リスクファクター　14, 15, 24, 25
リンパ球　22, 23

わ行

若い人　12, 13
悪いかみ合わせ　14, 24

著者略歴

鴨井　久一（かもい　きゅういち）

日本歯科大学名誉教授・ウィーン大学客員教授（顎・顔面外科学講座）

1935年	東京都に生まれる
1963年	日本歯科大学卒業
1967年	日本歯科大学大学院修了（歯学博士）
1972年	金沢大学医学部放射線学講座専攻科（医学博士）
1979年	日本歯科大学歯学部歯周病学教室教授
1995年	日本歯科大学附属病院病院長
1998年	ダッカ大学Ph.D.学外審査委員
2005年	日本歯科大学名誉教授（歯周病専門医・指導医）
2006年	ウイーン大学客員教授（オーストリア）
2010年	カンテプール歯科大学客員教授（ネパール）
現　在	公財8020推進財団理事
	NPO法人歯科医療情報推進機構（iDi）理事
	NPO法人歯科医療コンシェルジェ協会理事

受　賞
2005年	NPO法人日本歯周病学会賞
	NPO法人日本歯科保存学会学術賞
	日本歯科医学会賞
2013年	瑞宝中授賞

沼部　幸博（ぬまべ　ゆきひろ）

日本歯科大学生命歯学部歯周病学講座教授

1958年	栃木県に生まれる
1983年	日本歯科大学歯学部卒業
1987年	日本歯科大学大学院修了（歯学博士）
1989年	日本歯科大学歯学部歯周病学教室専任講師
1989年	カリフォルニア大学サンフランシスコ校歯学部歯周病科客員講師
1993年	日本歯科大学歯学部歯周病学教室助教授
2005年	日本歯科大学歯学部歯周病学講座教授
現　在	日本歯周病学会専門医（指導医），日本歯周病学会理事，日本歯科保存学会専門医（指導医），日本歯科保存学会理事，日本レーザー歯学会専門医（指導医），日本レーザー歯学会理事
	WFLD certificated of accreditation
	外国人臨床修練指導歯科認定医

非常勤講師
2006年	国立大学法人徳島大学歯学部
2007年	岡山大学大学院医歯薬学総合研究科
2008年	国立大学法人新潟大学歯学部
2014年	国立大学法人広島大学歯学部　非常勤講師（1年間）

受　賞
1997年	第6回国際歯周病学会（IAP）Sunstar Award, First Prize
2003年	第5回日本歯周病学会会誌賞
2015年	第8回日本口腔検査学会優秀ポスター賞

招待講演
2000年	マヒドン大学（タイ）
2007年	中山医学大学（台湾）

＊本書は2001年1月12日第1版発行『歯周病をなおそう』を改訂・増補した新版です.

新・歯周病をなおそう

2008年 6 月28日	第1版第1刷発行
2013年12月27日	第1版第3刷発行
2017年 4 月20日	第2版第1刷発行

編 著 者　鴨井久一
著　　　者　沼部幸博

発 行 人　髙橋正光
発 行 所　砂書房
〒113-0033 東京都足立区足立4-22-11
TEL & FAX 03-5888-7444
振替 00190-9-141534

装幀：図案舎　本文レイアウト：株式会社ロクスリー　イラスト：二階堂聰明・鈴木由果・長田健次
印刷・製本　三報社印刷（株）

©Kyuichi Kamoi, Yukihiro Numabe 2008　Printed in Japan

落丁・乱丁はお取替えいたします　　　　　　　本書の無断転載・複写を禁じます
ISBN978-4-901894-64-7

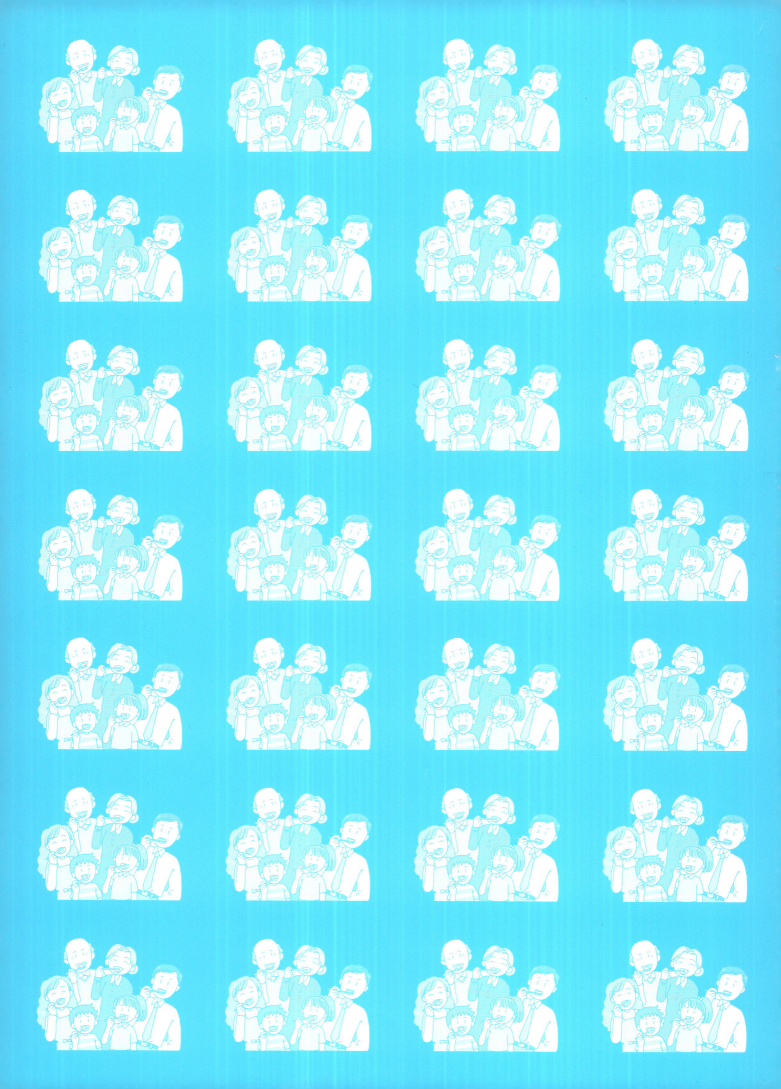